Katharina Ziegelbauer

# Richtig essen bei Neurodermitis

Stark gegen **Juckreiz**:
Die **TCM-Therapie**
für **gesunde Haut**

KNEIPP
VERLAG WIEN

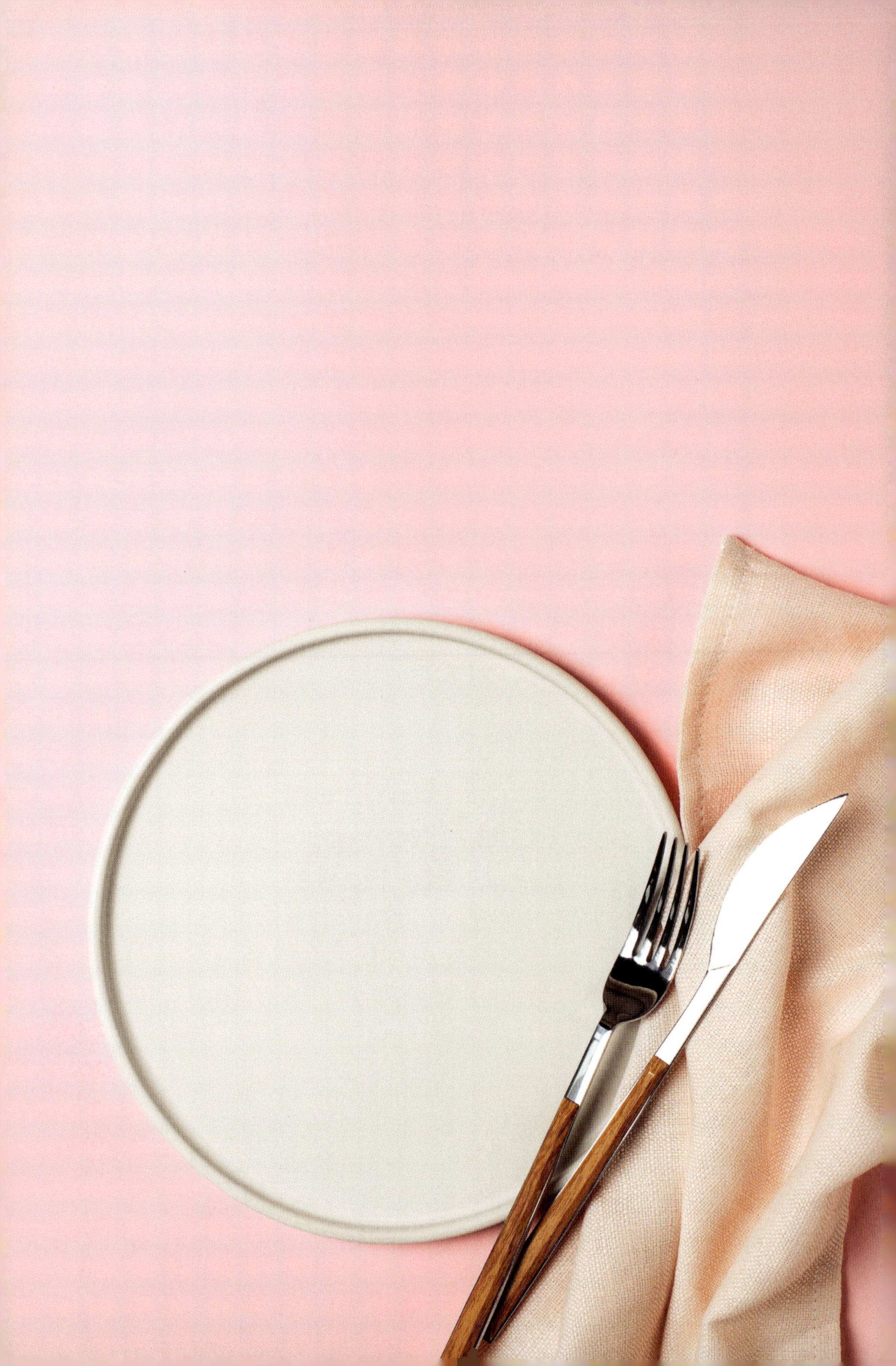

# Inhalt

## EINLEITUNG



## REZEPTE



**Buchbonus:**
Inhalte mit diesem Symbol
können Sie über den QR-Code herunterladen.

# Meine Geschichte und warum ich dieses Buch geschrieben habe

***Liebe Leserin, lieber Leser!***
Leiden Sie an Neurodermitis? Oder ist jemand aus Ihrer Familie betroffen? Dann beglückwünsche ich Sie zum Kauf dieses Buches! Sie finden darin eine Menge Tipps, wie Sie mit der richtigen Ernährung den Zustand Ihrer Haut verbessern können. Die Ernährungsempfehlungen beruhen auf den jahrtausendealten Beobachtungen und Erfahrungen der Traditionellen Chinesischen Medizin (TCM). Da sie auf unsere westlichen Gewohnheiten abgestimmt sind, müssen Sie weder chinesisch kochen lernen noch exotische Zutaten kaufen – so gut wie alle empfohlenen Nahrungsmittel sind im Supermarkt in Bioqualität erhältlich. Ich verwende in den Rezepten vorwiegend heimische Zutaten, die je nach Saison erhältlich sind.

Im Alter von zwölf Jahren fing es mit Juckreiz in den Ellenbeugen und Kniekehlen an. Der Hausarzt diagnostizierte Neurodermitis, und meine Mutter ging mit mir zu einigen Hautärzt:innen. Die Therapie? Cortison. Damit cremte ich ab diesem Zeitpunkt regelmäßig die betroffenen Stellen ein. Die Wirkung ließ allerdings immer mehr nach, und der Juckreiz kam immer schneller zurück. Mit 18 Jahren beschloss ich, auf das Cortison zu verzichten. Auch weil meine Haut dünne Stellen mit Dehnungsstreifen sowie weiße Flecken zeigte – bekannte Nebenwirkungen von Cortison.

Etwa ein Jahr später kam es zu einer massiven Verschlechterung – die Neurodermitis breitete sich auf den ganzen Körper aus. Ich kratzte mich jede Nacht buchstäblich blutig und konnte nicht mehr in den Spiegel schauen. Mein erster Versuch in Richtung einer alternativen Behandlung war eine Bioresonanztherapie, die mir kurzfristig sehr geholfen hat. Drei Monate nach Beendigung der Behandlung wurde allerdings der Zustand der Haut schlimmer denn je. Der nächste Versuch: eine F.-X.-Mayr-Kur. Das ist eine Form der Darmreinigung, durch die das Hautbild langsam, aber sicher besser wurde. Danach stellte ich das erste Mal meine Ernährung um, weil ich bemerkte, wie groß der Einfluss von Nahrung auf die Erkrankung ist. Fortan vermied ich Kuhmilch und versuchte, mehr Gemüse zu essen. Schokolade aß ich allerdings weiterhin, darauf wollte ich – noch – nicht verzichten. Der Juckreiz blieb einigermaßen erträglich und nur noch wenige Stellen, vor allem die Hände, waren betroffen. Ich fand mich damit ab, mit dieser Beeinträchtigung leben zu müssen, und so vergingen wieder rund zwölf Jahre.

Mit Anfang 30 kam es abermals zu einer plötzlichen Verschlechterung der Haut, neben den Händen waren nun auch Gesicht, Beine und Oberkörper betroffen. Durch Zufall kam ich mit der Traditionellen Chinesischen Medizin (TCM) in Berührung und beschloss, die ihr zugehörige Ernährungsform auszuprobieren. Ich schaffte es, die Sucht nach Süßigkeiten zu überwinden, und begann, mich allgemein nach den Prinzipien der TCM zu ernähren. Nach wenigen Monaten war eine erste Verbesserung zu bemerken, die sich seither kontinuierlich fortgesetzt hat. Ich besuchte einen TCM-Arzt, der mir chinesische Kräuter verschrieb, die ich ein paar Monate hindurch zu mir nahm. Er machte mir aber auch klar – und das hatte ich mittlerweile selbst erkannt –, dass ohne eine dauerhafte Ernährungsumstellung auch Kräuter nicht helfen würden.

Heute bin ich Anfang 50 und seit vielen Jahren symptomfrei. Allerdings habe ich in den letzten Jahren eine neue Hautkrankheit bekommen: Rosazea, auch bekannt als Altersakne. Aus Sicht der TCM hat sie sehr ähnliche Ursachen wie Neurodermitis, nämlich vor allem Bluthitze. Es ist nicht zu ändern: Meine Haut ist mein Schwachpunkt und zeigt mir sofort, wenn ich besser auf mich aufpassen soll (Stress, Ernährung, Zufriedenheit in Arbeit und Beziehungen …). Inzwischen bin ich dankbar dafür, und es zeigen sich nur wenige Symptome der Rosazea, die ich mittlerweile gut im Griff habe. Im Unterschied zu den starken und quälenden Symptomen der Neurodermitis stören mich diese nur wenig. Abgesehen von der Haut hat sich vor allem meine Lebensqualität insgesamt deutlich verbessert: Ich schlafe besser, habe viel mehr Energie als früher, eine bessere Verdauung und bin so gut wie nie krank. Frühere alltägliche Beschwerden wie Blähungen oder Menstruationsbeschwerden sind verschwunden.

Seit 2008 gebe ich meine Erfahrungen als diplomierte Ernährungsberaterin nach TCM weiter und konnte schon vielen Neurodermitiker:innen zu einer deutlichen Verbesserung ihrer Haut verhelfen. Einziges Heilmittel: die Ernährung! Es begeistert mich immer wieder von Neuem, wie viel man allein durch eine Ernährungsumstellung erreichen kann. Ohne Medikamente, Nahrungsergänzungsmittel oder teure Cremes.

Ich freue mich sehr, diesen Wissensschatz aus der Traditionellen Chinesischen Medizin auch in Buchform weitergeben zu können. Er ist wirklich wertvoll!

Ernährung wirkt - sanft und ohne Nebenwirkungen. Nicht von heute auf morgen, aber dafür dauerhaft. Geben Sie Ihrer Haut eine Chance und probieren Sie die Rezepte und Tipps aus - Sie werden sehen, es tut nicht nur Ihrer Haut gut, sondern Ihrem gesamten Wohlbefinden.

Was mir wichtig ist: Alltagstauglichkeit. Deshalb sind die Rezepte einfach nachzukochen, die meisten brauchen weniger als 30 Minuten Zubereitungszeit. Auch die allgemeinen Empfehlungen können Sie flexibel an Ihren Alltag anpassen. Darüber hinaus finden Sie Tipps fürs Essen bei Stress und Zeitmangel sowie unterwegs. Nehmen Sie sich aus diesem Buch heraus, was Ihnen nützlich erscheint. Meine Erfahrung mit Hunderten Klient:innen zeigt, dass auch kleine Änderungen sehr wirksam sein können.

**Viel Freude beim Kochen und Ausprobieren — und alles Gute für Ihre Haut!**

Ihre Katharina Ziegelbauer

# Was ist Traditionelle Chinesische Medizin und wie hilft sie?

> »Wir tun am besten daran, wenn wir dem Arzt, der in jedem Patienten wohnt, Gelegenheit geben, sein Werk zu verrichten.«
>
> —
>
> ALBERT SCHWEITZER

Die Traditionelle Chinesische Medizin (TCM) gibt es seit mehreren Tausend Jahren. In dieser langen Zeit wurde sie konstant weiterentwickelt. Sie ist vergleichbar mit der Traditionellen Europäischen Medizin (TEM), die in den letzten Jahren an Popularität gewonnen hat. So wie Hippokrates und Hildegard von Bingen in Europa die Wirkung von Kräutern und Ernährung studiert haben, hat man das auch in China getan. Der Unterschied: In Europa ist das alte Wissen größtenteils in Vergessenheit geraten. Heute steht die Schulmedizin im Mittelpunkt, und naturheilkundliche Methoden werden nicht wirklich ernst genommen. In China hingegen steht die TCM mit ihren Kräutern und der Akupunktur gleichrangig neben der Schulmedizin, die auch in China nicht mehr wegzudenken ist. Der pragmatische Zugang lautet: Nehmen, was hilft. So ist die westliche Medizin gerade bei akuten Krankheiten wie Knochenbrüchen oder Herzinfarkt das Mittel der Wahl, während die TCM besonders bei chronischen Erkrankungen zu empfehlen ist. Vor allem Letztere sind ein Bereich, wo unserer Medizin oft die geeigneten Mittel fehlen. Denn diese kann zwar mit Medikamenten Symptome unterdrücken, wie beispielsweise mit Cortison den Juckreiz bei Neurodermitis oder mit Antihistaminika den Niesreiz bei Pollenallergie, aber die Ursache bleibt bestehen. Genau das ist die Domäne der TCM: Sie schließt von den Symptomen auf die Ursache und behandelt dann das Problem an der Wurzel.

Ein weiterer Unterschied zur TEM und unserer Schulmedizin ist, dass die TCM den Geist und die Seele als einen Teil des gesamten Systems sieht. Das heißt, dass körperliche Beschwerden durch Emotionen ausgelöst werden können, ebenso wie Emotionen von bestimmten Beschwerden beeinflusst werden können. Die TCM spricht beispielsweise von einer »zu heißen Leber«, und genau wie bei uns das Sprichwort »Es ist mir etwas über die Leber gelaufen« mit der Emotion Wut in Verbindung steht, beschreibt in der TCM die »heiße Leber« die Neigung zu plötzlichen Wutanfällen. Nach TCM ist dieser Zustand leicht erklärbar: Durch Alkohol oder zu viel frittiertes Fleisch wird die Leber zu sehr beansprucht, also »heiß«. Gleichermaßen kann ein cholerisches Temperament auf Dauer die Leber erhitzen und dort zu körperlichen Beschwerden führen, die sich in Migräne und Bindehautentzündungen äußern können. Erfreulich ist, dass diese Zusammenhänge von der Schulmedizin immer häufiger anerkannt werden.

**Fakten!**

### Die fünf Säulen der TCM

- ✓ Akupunktur
- ✓ Kräutermedizin
- ✓ Tuina (ähnlich wie Massage)
- ✓ Qi Gong (»Arbeit mit dem Qi«)
- ✓ Ernährung

Akupunktur und Kräutermedizin dürfen in Österreich nur dafür zugelassene Ärztinnen und Ärzte ausüben. Qi Gong und Ernährung hingegen liegen in der Eigenverantwortung von uns allen. Tuina dürfen nur ausgebildete Therapeut:innen ausüben, z. B. eine Physiotherapeutin oder ein Heilpraktiker. Einiges davon kann man sich durchaus selbst aneignen und für sich anwenden.

> »Es heißt, dass für das Herz Bitteres förderlich ist, für die Lunge Scharfes, für die Milz Süßes, für die Leber Saures und für die Nieren Salziges. Aber das bedeutet nicht, dass man zu viel davon zu sich nehmen sollte.«
>
> —
>
> AUS DEM »GELBEN KAISER«

## Die energetische Wirkung der Nahrung

Jedes Nahrungsmittel beeinflusst laut TCM direkt unsere Körperenergie. Diese energetische Wirkung kann man zur Behandlung von Beschwerden nutzen. Die wichtigsten Wirkungen sind Geschmack, Farbe und Thermik.

### *Geschmack*

Jeder Geschmack (süß, sauer etc.) stärkt ein bestimmtes Organ. Wird von einem bestimmten Geschmack jedoch im Übermaß gegessen, wird das entsprechende Organ geschwächt. Deshalb sollten Sie immer das richtige Maß im Blick haben. Die TCM empfiehlt, von allen fünf Geschmäckern zu essen und es dabei mit keinem zu übertreiben.

So wirkt der Geschmack auf unseren Körper:

→ Saures wirkt zusammenziehend und hält die guten Körpersäfte innen. Das hilft zwar bei starkem Schwitzen, ist aber ungünstig bei Wasseransammlungen (Ödemen).

→ Scharfes treibt die Energie nach außen und nach oben. Das wirkt anregend und stärkt die Libido, ist allerdings bei Bluthochdruck oder Kopfweh ungünstig.

→ Süßes (gemeint ist der natursüße Geschmack wie von Karotten, Reis oder Trockenfrüchten) wirkt harmonisierend und gibt uns Kraft. Zu viel Süßes – vor allem in Form von Zucker – wirkt verschleimend und schwächt die Verdauung.

→ Bitteres trocknet überschüssige Feuchtigkeit, zum Beispiel bei Ödemen oder Übergewicht. Es führt die Energie hinab. Zu viel Bitteres kann hingegen Trockenheit erzeugen, etwa trockene Haut.

→ Salziges wirkt aufweichend und sammelt die Energie im Inneren. Das kann man bei Verhärtungen und Knoten nutzen. Zu viel salziges Essen führt allerdings zu Trockenheit.

### *Farbe*

Die einfache Empfehlung der TCM lautet: Essen Sie möglichst bunt, dann sind alle Organe und Ihr ganzer Körper gut versorgt! So entfällt auch das Grübeln über Vitamine, Eiweiß und andere Inhaltsstoffe. Diese spielen in der TCM nämlich gar keine Rolle, ebenso wenig wie Kalorien. – Ist das nicht entspannend?

Diese Wirkungen haben die Farben von Nahrungsmitteln:

→ Rote Nahrungsmittel stärken das Blut und das Herz.
→ Grüne Gemüsearten unterstützen die Leber und reinigen das Blut.
→ Schwarze und dunkle Nahrungsmittel stärken die Nieren – und damit Knochen, Gehirn, Zähne und Haare.
→ Gelbe, orange und braune Nahrungsmittel sind günstig für die Verdauung und liefern viel »Qi«, also viel Lebensenergie.
→ Weiße Zutaten fördern das Immunsystem und unterstützen Lunge und Dickdarm.

### *Thermik*

Nach TCM wirkt jedes Nahrungsmittel, jedes Getränk und jedes Gewürz entweder kalt, kühlend, neutral, wärmend oder erhitzend. Das ist die wichtigste energetische Wirkung in der Behandlung von Beschwerden. Bestimmt kennen Sie das Gefühl, wie einem ein scharf gewürztes Gericht, etwa Chili con Carne, den Schweiß auf die Stirn treibt. Vielleicht haben Sie auch schon gehört, dass in arabischen Ländern gegen die Hitze Pfefferminztee getrunken wird, der stark kühlend wirkt (sogar, wenn er warm getrunken wird). Wenn Sie die thermische Wirkung der Nahrungsmittel in Ihrer täglichen Ernährung berücksichtigen, können Sie Ihr Wohlbefinden deutlich steigern.

Beispiele für die thermische Wirkung bestimmter Lebensmittel:

→ Joghurt und Tomaten sind kalt.
→ Zucchini und Tofu sind kühlend.
→ Mais und Linsen sind neutral.
→ Rosinen und Fenchel sind wärmend.
→ Zimt und Ingwertee sind erhitzend.

Zu berücksichtigen ist, dass die thermische Wirkung von der Art der Zubereitung beeinflusst wird: Durch Kochen, Braten und Backen werden Gemüse und Co. wärmer, durch Keimen oder Tiefkühlen kälter.

Beispiele für die thermische Wirkung bestimmter Zubereitungsmethoden:

→ Rohe Tomaten sind kalt.
→ Tomatensuppe ist sanft kühlend.
→ Gekochtes Rindfleisch ist leicht wärmend.
→ Scharf angebratenes Steak ist erhitzend.

Fakten!

### Thermik als Therapie

So lässt sich die Thermik von Lebensmitteln therapeutisch anwenden:

✓ Bei kalten Füßen und innerer Kälte: kalte Nahrungsmittel vermeiden
✓ Bei hohem Blutdruck: erhitzende Nahrungsmittel vermeiden
✓ Bei roten Hautausschlägen wie Neurodermitis: erhitzende und stark wärmende Nahrungsmittel vermeiden

> »Die Mitte ist die Wurzel der Gesundheit.«
>
> —
>
> AUS DEM »GELBEN KAISER«

## Die Rolle der Verdauung

Die Körpermitte steht in der TCM für das Verdauungssystem. Es geht bei TCM-Ernährung nicht um Vitamine, Eiweiß, Mineralstoffe und Kohlenhydrate, sondern darum, wie ein Mensch sein Essen verdaut. Denn die Vitamine im Rohkostsalat bringen nichts, wenn der Salat im Magen liegt und nicht verdaut werden kann. Da in der TCM die Verdauung mit Wärme verknüpft ist, gilt gekochtes Essen als bekömmlicher als rohes und kaltes. Dies erklärt die TCM in dem Bild vom Kochtopf-Modell.

### *Das Kochtopf-Modell*

Im Bauch steht ein Kochtopf, und darin kocht eine Suppe. Der Magen muss alles, was wir essen, in diese kochende Suppe verwandeln. Ist die Nahrung zu kalt (etwa Joghurt, kalte Getränke, Rohkost), muss er sie aufwärmen. Ist sie zu trocken (etwa Brot, Chips, rohe Karotten), muss der Magen Säfte hinzufügen. Diese Säfte fehlen dem Körper dann an anderer Stelle, etwa zur gesunden Befeuchtung von Haut und Schleimhäuten.

Der Dampf, der aus der Suppe aufsteigt, ist das Qi, in der TCM die »Lebensenergie«, die wir aus der Nahrung gewinnen. Ohne Dampf – kein Qi. Das heißt, durch zu viel kaltes Essen kühlt die Suppe im Magen ab und kann nicht mehr dampfen – und Nährstoffe werden nicht umgewandelt. So hat dauerhaft kaltes Essen negative Konsequenzen: Es kann kaum Qi aus der Nahrung gewonnen werden, es werden nur wenige oder keine Nährstoffe aufgenommen, weil aus der kalten Suppe kein Dampf aufsteigen kann. Das führt zu Mangelerscheinungen wie Müdigkeit, trockener Haut oder brüchigen Nägeln (in der TCM sind dies alles Zeichen für Qi- oder Blutmangel).

Die kalte Suppe, die uns quasi im Bauch steht, ist die krank machende Feuchtigkeit. Da sie nicht verarbeitet werden (also verdampfen) kann, sucht sie sich andere Wege: Je nach Veranlagung setzt sie sich am Bauch ab (wir nehmen zu), sinkt in die Beine (Ödembildung), legt sich als Schleim in der Lunge ab oder wird über die Haut abgebaut (Akne, Ekzeme). Bei Neurodermitis steht so gut wie immer eine mangelhaft arbeitende Verdauung im Hintergrund.

Grundsätzliches Ziel der Ernährung nach TCM ist es, die Verdauung so zu stärken und zu optimieren, dass wir ausreichend Qi (Lebensenergie) aus der Nahrung gewinnen und dabei gleichzeitig möglichst wenig Feuchtigkeit entsteht.

**Fakten!**

## Ernährungsbasics nach TCM

- ✓ Warm: Essen Sie zwei bis drei gekochte Mahlzeiten am Tag. Eine wichtige Rolle bei der Unterstützung der Verdauung spielt das warme, gekochte Frühstück.
- ✓ Saftig: Essen Sie häufig Suppen, Breie, Kompotte oder Eintöpfe, die der Magen leicht in Suppe umwandeln kann. Auch Gemüsearten wie Zucchini, Champignons und gedünstete Tomaten gelten als saftig. Die trockene Neurodermitis-Haut profitiert sehr von saftigem Essen.
- ✓ Regelmäßig: Der Magen ist ein Gewohnheitstier – lassen Sie also keine Mahlzeiten ausfallen, wenn es nicht unbedingt sein muss. Die Anzahl der täglichen Mahlzeiten ist individuell verschieden, von zwei bis fünf, je nach Hungergefühl. Halten Sie dazwischen einen Mindestabstand von drei Stunden ein, damit Magen und Darm ausreichend Zeit für die Verdauung haben. Zu häufige Mahlzeiten führen auf Dauer zu Qi-Stagnation, wodurch pathogene (krank machende) Feuchtigkeit entsteht.

# TCM und Neurodermitis

> »Schwelgt ihr in den fünf Emotionen – Freude, Zorn, Traurigkeit, Angst oder Sorge und Schock –, kann dies zu Unausgewogenheit führen.«
>
> —
>
> AUS DEM »GELBEN KAISER«

## So entsteht die Krankheit

»Wind der vier Beugen« - oder auch: »hartnäckige Feuchtigkeit«. So nennt man die Neurodermitis in der Traditionellen Chinesischen Medizin. Damit ist schon auf zwei pathogene Faktoren hingewiesen, die im Krankheitsgeschehen eine Rolle spielen. Denn schon in alter Zeit waren die tendenziell oft betroffenen Stellen der Ellenbeugen und Kniekehlen bekannt.

Grundsätzlich gilt in der TCM, dass Krankheiten aufgrund von inneren Faktoren (Emotionen) und äußeren Ursachen (Klimafaktoren wie etwa Hitze, Feuchtigkeit oder Wind) entstehen.

Jeder und jede Neurodermitiker:in kennt aus eigener Erfahrung den Zusammenhang von psychischer Verfassung und dem Zustand der Haut. Deshalb muss klar sein, dass die Rolle der Emotionen bei der Entstehung von Neurodermitis und auch beim Verlauf der Krankheit keinesfalls ignoriert werden darf. Die TCM bietet dazu eine gute Basis, da sie den Menschen in seiner Gesamtheit aus Körper und Seele betrachtet und dementsprechend die Emotionen immer mitberücksichtigt werden.

Als äußere Ursachen für Neurodermitis gelten nach TCM Wind, Feuchtigkeit, Hitze und Trockenheit. Damit ist aber nicht nur das Wetter gemeint, sondern auch die Ernährung sowie der gesamte Lebensstil. Und ebenso wie Sommerhitze die innere Hitze verstärken kann, machen das auch scharfe Gewürze, Schlafmangel oder großer Stress. Bei Neurodermitis sind innerer Wind, innere Feuchtigkeit, innere Hitze (inklusive der »Bluthitze«) und innere Trockenheit (damit sind Säfte- und Blutmangel gemeint) die wichtigsten Ursachen. Diese können mit der richtigen Ernährung bekämpft werden, indem wir etwa Hitze kühlen und gute Körpersäfte aufbauen.

Fakten!

### Innere und äußere Ursachen für Krankheiten

In der TCM wird bei der Entstehung von Krankheiten nach inneren und äußeren Ursachen unterschieden:

- ✓ Innere Faktoren – Emotionen: Zorn, Ärger, Angst, Traumata, Grübeln, sich Sorgen machen, übermäßige Freude, Gier, Trauer, Melancholie
- ✓ Äußere Ursachen – klimatische Faktoren: Wind, Kälte, Feuchtigkeit, Hitze, Trockenheit, die durch die Ernährung verstärkt werden

#### *Ursachen für Feuchtigkeit*

Der Grund für zu viel Feuchtigkeit im Körper ist eine mangelhafte Verdauungskraft beziehungsweise Umwandlungskraft von körperfremden in körpereigene Stoffe. Das heißt, der Stoffwechsel funktioniert nicht optimal. Dadurch wird die Nahrung nicht ausreichend umgesetzt und Feuchtigkeit (ähnlich den bei uns bekannten »Schlacken«) bleibt im Körper zurück.

Dieser Prozess wird durch eine ungünstige Ernährung (zu süß, zu viel, zu kalt, zu scharf) unterstützt, die ihrerseits zur Entstehung von Feuchtigkeit und Hitze beiträgt. Der Körper versucht, die Feuchtigkeit auszuleiten. Im Falle von Neurodermitis wählt er dazu den Weg über die Haut. Typisch sind nässende Ausschläge oder mit Flüssigkeit gefüllte Bläschen, die deutlich einen Überschuss an Feuchtigkeit im Körper anzeigen. Besonders befeuchtende Nahrungsmittel sind nach TCM etwa Kuhmilch, Joghurt, Orangensaft oder Zucker.

#### *Ursachen für Hitze*

Hitze erkennen Sie vor allem an Rötungen und Entzündungen der Haut. Ursachen sind unter anderem scharfe Gewürze, zu viel Kaffee oder Gewürztees, gegrilltes und frittiertes Fleisch, Kakao, Alkohol sowie die Emotionen Zorn und Ärger. Stress wirkt ebenso erhitzend.

Auch Juckreiz zeigt innere Hitze an. Wenn Sie sich dann kratzen, bis es blutet, lässt zwar der Juckreiz nach – dafür tut es weh (aber manchmal ist das besser als der Juckreiz). Die Hitze wird dann quasi über das Blut ausgeleitet. Blut wirkt prinzipiell kühlend in der TCM.

**Je röter und entzündeter Ihre Haut ist, desto mehr Hitze haben Sie in sich.**

### *Ursachen für Wind*

Stellen Sie sich einen leeren Flur vor, durch den der Wind pfeift. Ähnlich ist es im Körper – Wind entsteht durch extreme Leere von Qi (Lebensenergie), Blut und Körpersäften. Er kann aber auch durch starke Hitze entstehen – denken Sie an einen Waldbrand. Wind, der durch den Körper weht, sorgt unter anderem für wandernde Schmerzen, zitternde Muskeln, Krämpfe und wandernden Juckreiz. Wind wirkt trocknend im Körper. Das bedeutet, dass wir zu wenig von den guten Körpersäften und zu wenig Blut haben – und eine noch trockenere Haut.

Wind in Kombination mit Hitze ist nach TCM die Ursache für Juckreiz. Durch den gezielten Aufbau des Blutes und der kühlenden Säfte sowie durch eine Stärkung der Verdauungskraft lässt sich der Wind – und damit auch der Juckreiz – reduzieren.

### *Ursachen für Trockenheit*

Nehmen wir zu viel Rohes, zu viele Brotmahlzeiten und gleichzeitig zu wenig gekochte Nahrung zu uns, erzeugt dies Trockenheit beziehungsweise Säfte- und Blutmangel. Durch Kochen wird Nahrung saftiger – vergleichen Sie etwa eine rohe Karotte mit gekochtem Karottengemüse. Ideal zum Aufbau der guten Körpersäfte sind Gemüsesuppen, Eintöpfe, Saucen zum Essen, genauso wie Apfel- oder Birnenkompott sowie gedünstetes Obst.

Auch innere Hitze, die unter anderem durch zu viel gegrilltes Fleisch oder Fast Food entstehen kann, führt in der Folge zu Trockenheit. Denken Sie an den trockenen Boden an einem heißen Sommertag oder an Sonne nach dem Regen, die mit ihren wärmenden Strahlen die Straßen trocknet. Genauso trocknet übermäßige Hitze im Körperinneren die Säfte und das Blut. In der TCM sind diese dafür zuständig, unsere Haut von innen zu nähren und gut zu versorgen. Trocknen Säfte und Blut durch zu viel Hitze im Körper aus, entsteht Trockenheit der Haut. Auch dies ist ein typisches Zeichen einer länger andauernden Neurodermitis.

## Die Behandlung von Neurodermitis nach TCM

Im Unterschied zur klassischen Behandlung der Neurodermitis mit Cortison möchte die TCM die Wurzel der Krankheit heilen und nicht nur Symptome lindern. Das kann länger dauern, als ein Medikament zu nehmen, wirkt dafür aber nachhaltig und hat keine Nebenwirkungen.

Bei der Behandlung von Krankheiten setzt die TCM prinzipiell auf eine Kombination aus Ernährung, Achtsamkeit für die emotionale Balance und Bewegung. Zur Unterstützung können Sie auch TCM-Kräuter und Akupunktur nutzen, die Sie bei TCM-Ärzten und -Ärztinnen bekommen. Meiner Erfahrung nach hat gerade die Ernährung eine enorme Auswirkung auf Neurodermitis, daher liegt auch der Fokus dieses Buches auf dem »richtigen« Essen. Trotzdem gilt: Das Wichtigste bei der Behandlung nach TCM ist eine Therapie, die individuell auf die speziellen Ursachen (innere wie äußere) sowie auf die Bedürfnisse des oder der Erkrankten abgestimmt ist. Das heißt, je nachdem welche Ursachen Ihrer Neurodermitis zugrunde liegen, sollten Sie unterschiedliche Ernährungstipps beachten, mehr dazu ab Seite 30. Einige Grundlagen gelten jedoch für die meisten Menschen, unabhängig davon, aus welchem Grund sie unter Neurodermitis leiden.

**Fakten!**

### Akupunktur und TCM-Kräuter

Beides ist eine gute Unterstützung zur Behandlung von Neurodermitis und wird von TCM-Ärzt:innen nach gründlicher Diagnose verschrieben. Allerdings ist zu beachten, dass ohne eine dauerhafte Ernährungsumstellung die Erfolge meist nur kurzfristig sind. In der Tradition der TCM steht die Ernährung an erster Stelle. Tritt nach einer Ernährungsumstellung keine Besserung ein, werden andere Methoden wie Akupunktur oder Kräuter eingesetzt.

Fakten!

### Empfehlung: Allergietest

Wer an Neurodermitis leidet, sollte auch einen Allergietest machen, da diese Erkrankung häufig mit Allergien verbunden ist. Neben Hundehaaren und Hausstaubmilben kommen auch Nahrungsmittelallergien infrage. Hier kann man einen Blut- oder Atemtest nach westlicher Medizin durchführen lassen oder mit alternativen Methoden wie Bioresonanz und Kinesiologie vorgehen.

***Der erste Schritt: Nahrungsmittelunverträglichkeiten vermeiden***

Als ersten Schritt empfehle ich Ihnen herauszufinden, unter welchen Unverträglichkeiten Sie leiden. Aber wie stellt man das fest? Die einfachste Methode ist das Ernährungstagebuch. Hier wird jede Mahlzeit vermerkt und wie man sich danach fühlt: Müdigkeit, Blähungen oder ein Völlegefühl? Und wie geht es der Haut?
Mit TCM-Ernährung sollte man sich nach dem Essen energiegeladen fühlen, angenehm satt sein und keinerlei Verdauungsprobleme haben. Ist das nicht der Fall, war die Mahlzeit entweder zu groß oder es war etwas dabei, das man nicht verträgt. Die verdächtigen Nahrungsmittel werden in der Folge weggelassen und so nach und nach die persönlichen Unverträglichkeiten herausgefiltert. Achten Sie dabei auf eine einfache Zusammenstellung der Mahlzeiten, kombinieren Sie also nicht zu viele Lebensmittel miteinander (zwei bis drei Hauptzutaten plus Fette und Gewürze). Nur auf diese Art ist es möglich, die persönlichen Auslöser eines Neurodermitisschubes herauszufinden. (Davon abgesehen wirkt sich die Einfachheit der Nahrung immer günstig auf die Verdauungskraft aus, indem sie diese stärkt.) Verspüren Sie gar keine Auswirkungen der Nahrungsmittel, kann es sinnvoll sein, zuerst eine Reiskur zu machen (mehr dazu auf Seite 34). Danach zeigt der Körper wieder an, was ihm guttut und was nicht.

Häufige Unverträglichkeiten bei Neurodermitis sind Kuhmilch und Käse, Eier, Zucker, Weizen, Zitrusfrüchte, Nüsse, Soja und Tomaten. Auch stark histaminhaltige Zutaten wie Parmesan, Essig oder Sauerkraut können problematisch sein.

Eine Substanz, die ausnahmslos in jedem Fall schadet, ist Zucker. Dieser wirkt stark befeuchtend und ist ein sogenannter Qi-Räuber. Das heißt, dass er dem Körper Nährstoffe, also zum Bespiel Mineralien und Vitamine, entzieht. Außerdem hat Zucker das Potenzial, den Körper zu verschleimen. Das verstärkt gerade bei der Feuchten Hitze der Neurodermitis den Teufelskreis. Laut TCM führt die Überbetonung eines der fünf Geschmäcker zu einem energetischen Ungleichgewicht. Zucker, der in der »normalen« Ernährung in viel zu großen Mengen vorkommt, ist geradezu prädestiniert, ein solches Ungleichgewicht und damit in der Folge Erkrankungen zu fördern.

Bei »Süßhunger« (in der TCM ein Zeichen mangelnder Verdauungskraft) lautet das Gebot der Stunde, einen bekömmlichen Ersatz zu finden. Das können Kokosflocken, Honig oder Trockenfrüchte sein. Aber auch hierbei sollte ein gesundes Maß eingehalten werden. Dasselbe gilt übrigens für Birkenzucker, Stevia und andere »gesunde« Süßungsmittel. Wer an den extrem süßen Geschmack von Zucker gewöhnt ist, braucht allerdings einige Zeit, um die natürliche Süße von Trockenfrüchten, gekochten Karotten oder Kompott wieder wahrzunehmen. Das Problem des weißen Industriezuckers besteht in meinen Augen auch darin, dass er süchtig macht. Durch die Pflege seines Verdauungssystems hat man jedoch gute Chancen, aus dieser Abhängigkeit herauszukommen. Sehr hilfreich hierbei ist der regelmäßige Genuss eines warmen Frühstücks (siehe Rezepte ab Seite 58).

Fakten!

### Tipps aus der »Chinesischen Diätetik«

Die »Chinesische Diätetik« rät dazu, bei Hauterkrankungen Fische (außer Karpfen), Meeresfrüchte, Rindfleisch, Gänsefleisch und Pfirsich zu meiden, da sie sogenannte Hautblüten, also Formen krankhafter Hautveränderungen, verschlimmern können. Meiner Erfahrung nach ist Rindfleisch oft gut verträglich; letztlich müssen Betroffene das aber selbst austesten.

| Datum und Uhrzeit | Was habe ich gegessen? | Wie geht es meiner Haut nach dem Essen? |
|---|---|---|
| | | |
| | | |
| | | |
| | | |
| | | |
| | | |
| | | |
| | | |

| Wie geht es meinem Bauch und meiner Verdauung? | Bin ich müde oder voller Energie nach dem Essen? | Das fällt mir sonst noch auf: |
|---|---|---|
| | | |
| | | |
| | | |
| | | |
| | | |
| | | |
| | | |
| | | |

Mit dem QR-Code im Inhaltsverzeichnis können Sie sich eine Vorlage für Ihr persönliches Ernährungstagebuch herunterladen.

# Bitte vermeiden

### Hitze

Hier sind vor allem scharfe Gewürze wie Chili, Curry, Cayennepfeffer, Knoblauch, Zwiebel und Lauch (Porree) zu nennen sowie Alkohol (je hochprozentiger, desto erhitzender!), Kaffee und Zigaretten. Außerdem Zimt, Gewürznelken, Anis, Ingwer und vor allem die Tees daraus. Auch Zubereitungsmethoden wie Grillen und Braten wirken erhitzend, vor allem bei Fleisch. Bei Fleisch wiederum sind besonders Lamm und Wild als erhitzend hervorzuheben.

### Feuchte Hitze

Da Fleisch sehr nährend und damit auch befeuchtend ist, entsteht durch ungünstige Garmethoden wie Frittieren und Braten im Fett sehr leicht Feuchte Hitze. Die Verwendung von zu fettem Fleisch kann im Körper Feuchtigkeit und Schleim erzeugen sowie Juckreiz auslösen. Schweinefleisch und Wurstwaren wirken stark befeuchtend. Auch aufgrund der verwendeten Geschmacksverstärker und Konservierungsmittel in der Wurst beziehungsweise Antibiotika bei der konventionellen Schweinezucht sollten Sie diese Nahrungsmittel weitgehend meiden.

Weißmehlprodukte können den Körper ebenso verschleimen und zu Hitze führen. Sie belasten nicht nur die Verdauung, sondern enthalten auch kein Qi. Hierzu ist anzumerken, dass Brot allgemein in der Ernährung nach TCM nicht empfohlen wird. Brot, vor allem frisches Vollkornbrot, ist einerseits zu trocken, was die Verdauung erschwert. Andererseits bildet es im Körper pathogene Feuchtigkeit. Sie brauchen Brot aber nicht vollständig wegzulassen – reduzieren Sie es einfach Ihrer Haut zuliebe, am besten zugunsten gekochter Mahlzeiten.

### Feuchtigkeit

Stark befeuchtend sind nach TCM auch Kuhmilch und weicher Käse, Topfen (Quark), Joghurt und Buttermilch. Fruchtsäfte und Smoothies, besonders aus Orangen, Bananen und anderen exotischen Früchten, fördern ebenfalls die Entstehung von Feuchtigkeit.

### Zusatzstoffe

Geschmacksverstärker und andere Zusatzstoffe erschweren die vollständige Verarbeitung einer Mahlzeit, weil der Körper sie nicht gebrauchen kann und irgendwo verstauen muss, zum Beispiel in der Leber. Sie stellen also Abfälle dar, die bei Neurodermitis die Haut belasten. In dieselbe Kategorie gehören auch Drogen und Medikamente. All diese Stoffe muss Ihre Haut ausleiten, was den Juckreiz verstärkt.

### Schwefel

Geschwefelte Trockenfrüchte und Nüsse sind ebenfalls strikt zu meiden, da sie Bluthitze verstärken. Ob Schwefel bei der Herstellung verwendet wurde, erkennt man daran, dass die Trockenfrüchte helle Farben haben. Geschwefelte Trockenaprikosen sind zum Beispiel hellorange. Nicht geschwefelte Früchte sind dunkel. Auch die Fässer von Rotwein werden häufig mit Schwefel behandelt.

Mit dem QR-Code im Inhaltsverzeichnis können Sie diese Tipps herunterladen.

### *Achtsamkeit für Ihre Haut*

Die Redewendung von der Haut als Spiegel der Seele kennen Sie bestimmt. Emotionen spielen bei Neurodermitis eine wesentliche Rolle. In der TCM zählen sie generell zu den krankheitsauslösenden Faktoren, da sie den energetischen Zustand des Körpers beeinflussen: Zorn, Wut und Frustration verstärken Hitze und Stagnation und begünstigen die Entstehung von Feuchtigkeit. Auch Stress wirkt erhitzend und kann einen Neurodermitisschub auslösen.

Achten Sie auf Ihre Seelenhygiene, indem Sie die Emotionen im Gleichgewicht halten. Die TCM bietet hierfür Tai Chi und Qi Gong an. Ich würde noch Meditation sowie die Möglichkeit einer Psychotherapie hinzufügen, um alten »seelischen Abfall« zu entfernen und das System zu entlasten. So unterschiedlich die Zugänge zur Pflege der Seele sind – alles, was hilft, ist gut.

Nehmen Sie als allerersten Schritt Ihre Neurodermitis nicht mehr als Feind wahr, der Ihnen Böses will – sehen Sie Ihren Körper als Freund. Ihre Haut möchte Ihnen helfen, gesund zu bleiben, auch wenn das auf den ersten Blick schwer zu glauben ist. Im Schema der TCM hilft die Haut dem Körper, Feuchtigkeit und Hitze auszuleiten, damit diese im Inneren des Körpers keinen Schaden anrichten können, etwa an den Organen. Feuchtigkeit und Hitze sind in der TCM an der Entstehung fast aller schweren Krankheiten beteiligt – etwa Tumoren, Rheuma oder chronische Darmerkrankungen. Die Neurodermitis hilft uns, diese krankmachenden Faktoren über die Haut auszuleiten. Möglicherweise bewahrt uns das vor Schlimmerem.

Wie hat die Neurodermitis Ihren Lebensweg beeinflusst, woran hat sie Sie vielleicht gehindert? Andererseits: Welche neuen Möglichkeiten hat sie in Ihr Leben gebracht? Ich bin durch die Neurodermitis zur TCM-Ernährung gekommen – und damit zu meiner heutigen, sehr erfüllenden Tätigkeit als TCM-Ernährungsberaterin und Autorin. Danke, liebe Neurodermitis!

# Im Gespräch mit Ihrer Haut

1

Legen Sie Ihre Hände auf eine betroffene Hautstelle und atmen Sie einige Male bewusst tief ein und aus.

2

Beginnen Sie jetzt ein inneres Gespräch mit Ihrer Haut. Stellen Sie sich vor, dass die Haut eine sehr gute alte Freundin von Ihnen ist, die es gerade schwer im Leben hat. Fragen Sie sie, wie es ihr geht, und spüren Sie hinein, welche Gefühle in Ihnen aufkommen.

Lassen Sie Traurigkeit und Verzweiflung zu, aber auch Müdigkeit oder Ärger. Versuchen Sie, Mitgefühl mit Ihrem Körper, Ihrer tapferen, wundervollen Haut zu entwickeln. Ist es nicht wunderbar, wie sie immer weiterkämpft und nie aufgibt? Können Sie etwas Wertschätzung für Ihre Haut empfinden?

Probieren Sie folgende (oder ähnliche) Worte aus: »Liebe Haut, ich sehe dich. Ich weiß, was du die letzten Jahre mitgemacht hast, das war nicht immer einfach. Danke, dass du dich so bemühst und versuchst, mir zu helfen. Ich weiß, ich habe dir schon einiges zugemutet – die Diäten, Cremen, das Kratzen. Ich sehe dich, meine Liebe.« Nehmen Sie sich Zeit für diesen inneren Dialog (Sie können die Worte auch laut aussprechen) und achten Sie immer wieder auf die Gefühle, die dabei auftauchen.

Geben Sie Ihren Gefühlen Raum und Zuwendung. Sie dürfen alle da sein. Auf diesem Weg können Emotionen durch Sie hindurchfließen und werden weniger belastend.

Fragen Sie Ihre Haut auch gerne, was sie von Ihnen braucht, was ihr guttun würde. Vielleicht bekommen Sie eine überraschende Antwort, es kann ein Wort oder ein Gefühl sein.

3

Atmen Sie am Ende der Übung (sie kann so lange dauern, wie es Ihnen gefällt) wieder ein paar Mal bewusst ein und aus und lächeln Sie Ihrer Haut zu: Danke, liebe Haut, dass du für mich da bist!

Übung

### *Hautpflege bei Neurodermitis*

Zur Pflege der Haut von Neurodermitiker:innen empfiehlt die Schulmedizin fettende Salben als Basis. Bei einem akuten Schub sollte man Feuchtigkeitscremes verwenden, damit die Haut nicht verstopft wird und atmen kann. Meiner Erfahrung nach verlernt die Haut durch zu häufiges Eincremen, sich selbst zu versorgen, wie es vom Körper vorgesehen ist. Daraus entsteht das Gefühl, dass die Haut immer trockener wird, egal wie viel man schmiert. Weniger ist oft mehr!

Das Angebot an Cremen und Salben auf dem Markt ist riesig. Eine bestimmte Marke möchte ich nicht empfehlen; jeder empfindet andere Produkte als angenehm – oder eben nicht. Die Devise lautet vielmehr: Ausprobieren! Geben Sie naturbelassenen Produkten den Vorzug.

Die TCM empfiehlt Sesamöl, weil es die Haut kühlt und nicht verstopft. Man kann aber auch folgende Nahrungsmittel äußerlich auftragen, die bei Neurodermitis helfen: Joghurt, Kefir, Schweineschmalz. Sie wirken allesamt kühlend. Auch Olivenöl eignet sich gut. Schwarzkümmelöl wird ebenfalls empfohlen, sowohl zur äußeren Pflege als auch zur Einnahme. Es soll das Immunsystem stützen und wirkt äußerlich aufgetragen antibakteriell. Ich habe es ausprobiert und als angenehm empfunden. Es hat allerdings nicht gegen meinen Juckreiz geholfen. Kokosöl soll auch gut sein, das habe ich allerdings noch nicht selbst probiert.

Bäder mit Salz aus dem Toten Meer können die Ausleitung von Feuchter Hitze unterstützen. Sie sollten aber nicht länger als 20 Minuten dauern und nicht zu heiß sein, um die Haut nicht zu sehr zu reizen. Wie bei den Salben lässt sich diese Empfehlung nicht verallgemeinern, jeder reagiert anders.

Bei Seifen und Waschmittel sowie Kosmetika oder Parfums ist Vorsicht angebracht: Diese können Hautreaktionen auslösen beziehungsweise die Haut reizen. Ich empfehle auch hier, möglichst naturbelassene Produkte zu verwenden und sich auf wenige Produkte zu beschränken.

# Westliche Kräuter

## Pflanzen-Power

*Für die sichere Anwendung*

✓ Trinken Sie nicht mehr als zwei Tassen einer Sorte beziehungsweise einer Mischung mehrerer Sorten am Tag.

✓ Machen Sie regelmäßig ein paar Wochen Pause, um keine unerwünschten Nebenwirkungen auszulösen (z. B. Kälte durch den Löwenzahn).

✓ Beobachten Sie Ihre Verdauung und machen Sie bei Durchfall oder anderen Problemen eine Pause in der Anwendung.

✓ Sie können mit Stiefmütterchenkraut auch Kompressen machen oder das Badewasser mit Stiefmütterchenkrauttee mischen.

**Stiefmütterchenkraut**
kann toxische Hitze aus dem Blut beseitigen sowie Feuchte Hitze ausleiten

**Klettenwurzel**
für die Darmsanierung; leitet Feuchte Hitze aus dem Dickdarm aus, gut bei Abszessen und Ekzemen

**Löwenzahn (Blatt und Wurzel)**
gut gegen toxische Bluthitze, aber nur kurz nehmen, da sehr kalt

**Birkenblatt**
sehr ausleitend, unterstützt die anderen Kräuter bei diesem Prozess

**Erdrauch**
leitet Feuchte Hitze aus dem Blut aus, wird bei Leber- und Gallenproblemen empfohlen

# Selbsttest: Woher kommt meine Neurodermitis?

Nun können Sie herausfinden, welche der vier Ursachen der Neurodermitis bei Ihnen im Vordergrund steht. Danach wählen Sie die für Sie passenden Ernährungstipps aus und können sofort mit der Umsetzung beginnen. Auf dieser Doppelseite finden Sie vier Listen mit Symptomen. Kreuzen Sie jene an, die bei Ihnen zurzeit am stärksten ausgeprägt sind.

## Symptome – Innerer Wind

| | |
|---|---|
| | starker Juckreiz |
| | Juckreiz wandert, immer neue Stellen sind betroffen |
| | Neigung zu Muskelzittern oder -zucken |
| | Abneigung gegen windiges Wetter |
| | Neigung zu steifem Nacken |
| | Neigung zu plötzlichem Schwindelgefühl |
| | Neigung zu plötzlich auftretenden, starken Kopfschmerzen |
| | Neigung zu wandernden Schmerzen wie Nervenschmerzen |
| | Neigung zu Krämpfen |
| | Stottern oder andere Sprachstörungen |

## Symptome – Innere Trockenheit

| | |
|---|---|
| | trockene und rissige Hautstellen |
| | trockene Lippen |
| | trockener Stuhl |
| | trockener Mund und Nase |
| | trockene Augen |
| | Lichtempfindlichkeit und Nachtblindheit |
| | »dünne« Nerven, Gereiztheit |
| | Einschlaf- und Durchschlafprobleme |
| | schwache Menstruationsblutung oder langer Zyklus |
| | brüchige Fingernägel |
| | brüchiges, trockenes Haar |

## Symptome — Innere Feuchtigkeit

| | |
|---|---|
| | ödematöse (geschwollene) Stellen auf der Haut |
| | mit Flüssigkeit oder Eiter gefüllte Bläschen |
| | nässende Ekzeme |
| | mäßiger Juckreiz |
| | Neigung zu breiigem Stuhl oder Durchfall |
| | Neigung zu Blähungen und unklarer Übelkeit |
| | geschwollene Knöchel und Finger |
| | schweres, träges Körpergefühl |
| | Müdigkeit und Bewegungsunlust |
| | Übergewicht |
| | Neigung zu Pilzerkrankungen |

## Symptome — Innere Hitze

| | |
|---|---|
| | gerötete Hautstellen |
| | Entzündungen auf der Haut |
| | »heißes« Gefühl auf der Haut |
| | starker Juckreiz |
| | gerötete Augen |
| | Neigung zu hartem, trockenem Stuhl |
| | Neigung zu Gastritis und Sodbrennen |
| | Durst auf kalte Getränke |
| | Abneigung gegen die Sommerhitze |
| | Neigung zu Hitzewallungen |
| | übermäßiges Schwitzen |
| | Neigung zu Nasenbluten |
| | innere Unruhe |
| | »Aufgedrehtheit« |

Bei welcher Liste haben Sie sich am ehesten wiedererkannt? Es ist übrigens normal, dass mehrere Ursachen nebeneinander existieren. Wichtig ist, welche bei Ihnen zurzeit am stärksten ausgeprägt ist.

Auf den folgenden Seiten finden Sie die wichtigsten Tipps für Ernährung und Lebensstil für die vier verschiedenen Ursachen für Neurodermitis. Einige Ernährungsempfehlungen finden sich bei allen vier Ursachen. Es sind dies jene, mit denen Sie am meisten für Ihre Haut erreichen können!

Über den QR-Code im Inhaltsverzeichnis können Sie die Ernährungstipps auf den folgenden Seiten herunterladen, ausdrucken und zum Beispiel als Merkliste an den Kühlschrank hängen.

### Innerer Wind

Vermeiden Sie Folgendes:

- × scharfe Gewürze
- × Knoblauch, Zwiebel, Lauch (Porree)
- × Zimt, Ingwer
- × Fertigprodukte, Tütensuppen, Fertigsaucen
- × gegrilltes, frittiertes oder scharf gebratenes Fleisch
- × Gewürz- und Ingwertee
- × Kaffee
- × Alkohol
- × Zigaretten

Meine Empfehlung:

- ✓ Gemüse und Gemüsesuppen
- ✓ gekochtes Getreide
- ✓ Hülsenfrüchte
- ✓ Kerne, Samen

### Innere Trockenheit

Vermeiden Sie Folgendes:

- × scharfe Gewürze
- × Knoblauch, Zwiebel, Lauch (Porree)
- × Zimt, Ingwer
- × gegrilltes, frittiertes oder scharf gebratenes Fleisch
- × Kaffee
- × Schwarztee
- × Zigaretten

Meine Empfehlung:

- ✓ Gemüsesuppen und Früchte (als Kompott oder gedünstet)
- ✓ Eintöpfe und Saucen
- ✓ natursüße, saftige Breie aus Getreideflocken mit Trockenfrüchten, Kokosflocken, Kernen und Kompott oder frischen Früchten nach Saison
- ✓ gute Fette: Olivenöl, Butter, Sesamöl, Kokosöl
- ✓ saftig gekochtes Gemüse wie Zucchini, Melanzani (Auberginen), Champignons und Tomaten
- ✓ roter Traubensaft und Rote-Rüben-Saft (Rote-Bete-Saft)

### Innere Feuchtigkeit

Vermeiden Sie Folgendes:

- × Kuhmilch, Käse und Joghurt
- × Weißmehlprodukte und Nudeln
- × Frittiertes, Öliges und in Fett Schwimmendes
- × Zucker und Süßigkeiten
- × rohes Obst und rohes Gemüse
- × Smoothies und Fruchtsäfte (v. a. Orangensaft und gezuckerte Säfte)
- × Bier, süße Cocktails und alkoholische Mischgetränke
- × Brotmahlzeiten
- × direkt aus dem Kühlschrank essen

Meine Empfehlung:

- ✓ mindestens zwei gekochte Mahlzeiten am Tag, besser drei
- ✓ Reis, Polenta, Hirse, Linsen, Bohnen, Wurzelgemüse, Pilze, Kohlgemüse

### Innere Hitze

Vermeiden Sie Folgendes:

- × scharfe Gewürze
- × Knoblauch, Zwiebel, Lauch (Porree)
- × Zimt, Ingwer
- × Kakao und Schokolade
- × gegrilltes, frittiertes oder scharf angebratenes Fleisch
- × Fertigprodukte, Fertigsuppen, Fertigsaucen
- × Alkohol
- × Zigaretten

Meine Empfehlung:

- ✓ Gemüsesuppen und Früchte (als Kompott oder gedünstet)
- ✓ Rohkost nach Saison (kleine Mengen)
- ✓ bitterer Blattsalat (Endivien, Feldsalat, Chicorée) zum Mittagessen (nicht abends)
- ✓ saftig gekochtes Gemüse wie Zucchini, Melanzani (Auberginen), Champignons und Tomaten
- ✓ Reis, Polenta, Hirse, Gerste

# Anti-Neurodermitis-Ernährung: warm, saftig, regelmäßig

Stärken Sie Ihre Verdauung, das ist die Grundlage aller Empfehlungen. Denn nur eine gut arbeitende Verdauung kann Blut und Körpersäfte aufbauen und damit innere Hitze kühlen. So wird auch Wind (Juckreiz) und Feuchtigkeit entgegengewirkt. Ihr Magen liebt es warm, saftig und regelmäßig.

Mythen?

### Jetzt darf ich nie wieder ...!

Nein, das stimmt zum Glück nicht. Es muss nicht für immer sein. Behalten Sie die Ernährungsumstellung ein paar Monate lang so gut wie möglich bei und beobachten Sie, wie Ihre Haut reagiert. Ist sie stabiler geworden, können Sie die Empfehlungen auch wieder lockerer sehen. Außerdem werden Sie merken, dass vieles nicht so schwierig ist, wie es am Anfang scheint.

## Bevor Sie starten: Erstellen Sie einen Plan

Notieren Sie, welche ungünstigen Gewohnheiten Sie reduzieren wollen – das sind sozusagen Ihre Ernährungsvorsätze. Dabei gilt: Auch kleine Veränderungen können viel bewirken. Wichtig ist, überhaupt erst damit zu beginnen. Verbieten Sie sich Ihr Lieblingsessen nicht zur Gänze, das erzeugt Frust und löst Heißhungerattacken aus. Essen Sie lieber weniger davon – und vor allem nicht täglich.
Damit Sie gleich loslegen können, habe ich eine Vorlage für einen solchen Plan gestaltet. Sie können sie über den QR-Code im Inhaltsverzeichnis herunterladen oder Ihren eigenen Plan gestalten. Hängen Sie den Plan über den Schreibtisch, auf den Kühlschrank oder neben das Bett. Lesen Sie ihn oft durch und beschließen Sie (gerne auch, indem Sie es sich selbst laut vorsagen), jeden Tag mehr von diesen Tipps umzusetzen. Ihre Haut wird es Ihnen danken.

# Ernährungsvorsätze

| Von diesen Nahrungsmitteln werde ich weniger essen: | Es fällt mir schwer zu verzichten auf: | Ich reduziere Folgendes auf ... Mal in der Woche/am Tag: | Das esse/trinke ich nur an folgenden Tagen (z. B. immer sonntags): |
|---|---|---|---|
| Wind verstärkend: | | Mo: | |
| | | Di: | |
| Feuchtigkeit verstärkend: | | Mi: | |
| | | Do: | |
| Hitze verstärkend: | | Fr: | |
| | | Sa: | |
| Trockenheit verstärkend: | | So: | |

Mit dem QR-Code im Inhaltsverzeichnis können Sie eine Vorlage für Ihre Ernährungsvorsätze herunterladen.

## Schicken Sie Ihre Haut auf Kur

Eine Kur ist ein sehr effizienter Weg, um in Ihre neue, hautfreundliche Ernährung einzusteigen. Auch ich habe schon zwei Reiskuren gemacht – eine zu Beginn meiner Ernährungsumstellung, eine weitere, kürzere, ein paar Jahre danach. Dabei stieß ich auf alle möglichen Hindernisse, wie zum Beispiel ein starkes Kältegefühl. Wie Sie mit solchen Hindernissen umgehen können, erfahren Sie auf Seite 38.

**Fakten!**

### Holen Sie sich das ärztliche Go!

Falls Sie körperlich sehr geschwächt sind oder unter chronischen Krankheiten leiden, sprechen Sie bitte mit Ihrem Arzt oder Ihrer Ärztin, bevor Sie eine Kur beginnen.

Ziel einer Kur ist es vorerst, möglichst viel Feuchtigkeit und Hitze aus Ihrem Körper auszuleiten, damit sich die Haut schneller erholen kann. Falls Sie jetzt keine Kur machen wollen, ist das auch kein Problem. Die Ernährungsumstellung wird trotzdem funktionieren, vielleicht aber etwas langsamer.

Ich zeige Ihnen vier Kurvarianten, die unterschiedlich streng sind, sodass Sie sie an Ihren Alltag und Ihre persönlichen Vorlieben anpassen können. Die erste Kur ist die strengste und wirkt am stärksten ausleitend beziehungsweise entgiftend. Danach wird es von Alternative zu Alternative sanfter und alltagstauglicher. Wirken tun sie jedoch alle.

***Variante 1 – Reiskur: vier bis acht Tage***

Essen Sie ausschließlich gekochten Reis, ohne Fett und Salz. Die Sorte ist egal. Essen Sie zum Frühstück, Mittagessen und Abendessen eine Portion, bei Hunger auch zwischendurch. Sie können auch mehr Wasser bei der Zubereitung verwenden, sodass eine Reissuppe entsteht. Das ist noch bekömmlicher für die Verdauung. Essen Sie langsam und kauen Sie jeden Bissen gründlich.

Fakten!

### Ein wenig Planung muss sein

Die Reiskur wirkt am stärksten ausleitend und entgiftend. Damit Ihr Körper diese Herausforderung besser verkraften kann, bereiten Sie sich am besten ein paar Tage auf die Reiskur vor. Essen Sie in den drei Tagen vor Beginn der Kur vorwiegend pflanzliche, gekochte Kost und lassen Sie »Alltagsgifte« wie Kaffee und Zucker weg.

***Variante 2 - Reis und Gemüsesuppen: vier bis 14 Tage***

Essen Sie abwechselnd Reis und Gemüsesuppen, ganz nach Geschmack. Wählen Sie Gemüsesorten, die Ihnen schmecken und die Sie erfahrungsgemäß gut vertragen. Beschränken Sie sich auf zwei bis vier Sorten, um die Verdauung zu schonen. Verzichten Sie bei den Suppen auf Zwiebel, Knoblauch, Ingwer und Lauch (Porree), ebenso auf scharfe Gewürze wie Pfeffer. Kochen Sie die Suppen ohne Fett. Etwas Salz ist erlaubt. Halten Sie regelmäßige Essenszeiten ein (z. B. morgens, mittags, abends).

***Variante 3 - Pflanzlich und gekocht: bis zu einem Monat***

Essen Sie pflanzliche Kost, also kein Fleisch, keinen Fisch, keine Milchprodukte und keine Eier. Butter ist erlaubt. Kochen Sie Ihre Mahlzeiten und verzichten Sie auf Rohkost und Brot. Halten Sie regelmäßige Essenszeiten ein (z. B. morgens, mittags, abends).

***Variante 4 - Minus-Kur: so lange Sie wollen***

Lassen Sie Fleisch, Kaffee, Zucker, Kuhmilch, Fertigprodukte und Brot (alles oder einzelne Nahrungsmittel davon) einfach weg. Diese Kur können Sie machen, so lange Sie wollen. Ich empfehle, über mehrere Wochen von den genannten Lebensmitteln so viele wie möglich zur Gänze wegzulassen. Wenn Ihnen das schwerfällt, essen Sie einfach weniger davon. Zum Beispiel: Fleisch nur am Sonntag, und nur eine Tasse Kaffee am Tag statt drei. Essen Sie täglich drei gekochte Mahlzeiten in regelmäßigen Abständen.

***Welche Kur passt zu mir?***
Bewerten Sie die Aussagen auf der rechten Seite mit einer Zahl von null bis zehn. Zählen Sie dann die Punkte zusammen. 0 = stimmt gar nicht, 10 = stimmt zu 100 %.

Je mehr Punkte Sie haben, desto wichtiger wäre eine Ausleitungskur für Sie. Der Grund ist, dass Sie mit Ihrer Ernährung viel Feuchtigkeit und Hitze angehäuft haben. Und diese müssen Sie loswerden, um Ihre Haut zu entlasten. Je mehr Punkte Sie in Summe haben, desto strenger sollte Ihre Kur sein.

0–30 Punkte: Eine Kur ist nicht unbedingt nötig.
30–60 Punkte: Eine Kur würde Ihnen guttun, um richtig in den Schwung einer Ernährungsumstellung zu kommen. Versuchen Sie es mit der Kurvariante 3 oder 4.
60 Punkte und mehr: Eine Reiskur ist die beste Wahl für Sie. Wenn Ihnen das im Moment zu streng ist, dann nehmen Sie Gemüsesuppen hinzu, das wäre die zweite Kurvariante.

**Fakten!**

## Trinken nicht vergessen!

Egal welche Kur Sie machen – denken Sie daran, ausreichend dabei zu trinken. Weniger als zwei Liter am Tag sollten es nicht sein. Folgende Getränke unterstützen die Ausleitung und sind daher zu empfehlen:

- ✓ warmes oder heißes Wasser
- ✓ Löwenzahntee (Wurzel und Blätter)
- ✓ Stiefmütterchentee
- ✓ Birkenblättertee

Sie können die Tees auch mischen, ganz nach Geschmack. Da sie stark kühlend beziehungsweise ausleitend wirken, sind sie aber nur für die Dauer der Kur geeignet. Trinken Sie 1–3 Tassen am Tag. Ihr Bauchgefühl gibt Rückmeldung, ob Ihnen der jeweilige Tee guttut oder nicht. Auch Kamillen-, Melissen- oder Pfefferminztee eignen sich als milde Sorten.

# Kurtest

| | 0 | 1 | 2 | 3 | 4 | 5 | 6 | 7 | 8 | 9 | 10 |
|---|---|---|---|---|---|---|---|---|---|---|---|
| **Ich esse sehr gerne und oft Fleisch und Wurst.** | | | | | | | | | | | |
| **Ich esse oft Käse oder Joghurt.** | | | | | | | | | | | |
| **Ich trinke oft Kakao.** | | | | | | | | | | | |
| **Ich trinke täglich Orangensaft.** | | | | | | | | | | | |
| **Ich würze mein Essen gerne scharf.** | | | | | | | | | | | |
| **Ich trinke mehr als 3 Tassen Kaffee am Tag.** | | | | | | | | | | | |
| **Ich trinke oft Latte Macchiato mit viel Milch.** | | | | | | | | | | | |
| **Ich esse täglich Schokolade, Kekse oder Kuchen.** | | | | | | | | | | | |
| **Ich esse oft Pizza, Burger und Co.** | | | | | | | | | | | |

***Mögliche Hindernisse und Hürden***

Diese Symptome und Beschwerden sind typische Begleiterscheinungen während einer Ausleitungskur:

→ Verschlechterung des Hautbilds: Oft verschlechtert sich das Hautbild, weil vermehrt Hitze und Feuchtigkeit ausgeleitet werden. Das ist normal und es kann einige Wochen dauern, bis sich das Hautbild erstmals verbessert.

→ Verstopfung oder Durchfall: Auch die Verdauung kann sich verändern, da der Körper auch über den Darm Feuchtigkeit und Hitze ausleitet. Sollten Sie Verstopfung bekommen, essen Sie Birnenkompott oder wechseln Sie zu einer weniger strengen Kur.

→ Verstärktes Kältegefühl: Da bei einer Kur viel Hitze ausgeleitet wird, kann es sein, dass Sie mehr frieren als sonst. Sind Sie prinzipiell ein kälteempfindlicher Mensch, so führen Sie Ihre Kur im Frühling oder Sommer durch.

→ Gewichtsabnahme: Es ist üblich, bei der Kur ein paar Kilos zu verlieren, da Sie Feuchtigkeit ausleiten. Nach der Kur nimmt man diese Kilos meist wieder zu. Wenn Sie sehr schlank sind, entscheiden Sie sich für Variante 3 oder 4 und machen Sie die Kur nicht zu lange.

→ Müdigkeit und Energiemangel: Da Ihr Körper während der Ausleitungskur viel arbeiten muss, werden Sie möglicherweise starke Müdigkeit verspüren. Ruhen Sie sich oft aus, machen Sie einen Mittagsschlaf, wenn möglich, und gehen Sie früher als gewöhnlich schlafen.

**Fakten!**

## Selbsttest Müdigkeit

Wie hoch ist Ihr derzeitiges Energielevel, wo sehen Sie sich im Moment? Entscheiden Sie sich für eine Zahl zwischen 0 (= müde und erschöpft) und 10 (= voll Energie und topfit). Falls die Antwort zwischen 0 und 3 liegt, sollten Sie die Kur auf einen späteren Zeitpunkt verschieben, wenn Ihr Energielevel etwas höher liegt.

Fakten!

### Das Wichtigste bei einer Kur? Durchhalten!

Diese Tipps helfen Ihnen beim Durchhalten, dem wichtigsten Faktor bei einer Kur:

- ✓ Hören Sie auf Ihr Bauchgefühl: Welche Kur ist Ihnen auf Anhieb sympathisch?
- ✓ Notieren Sie, wann genau Sie mit der Kur beginnen wollen und wie lange sie dauern soll. Ein messbares Ziel hilft Ihnen bei der Umsetzung.
- ✓ Machen Sie keine Kur, wenn Sie gerade mit Arbeit überlastet sind. Warten Sie lieber auf eine weniger stressige Zeit, etwa Ihren Urlaub.
- ✓ Was können Sie sich während der Kur Gutes tun? Kinobesuch, mit Freunden telefonieren, Waldspaziergang, neue Schuhe kaufen, Mittagsschlaf, Massage? Planen Sie für jeden Tag etwas Schönes!

Achtung: Sollte es Ihnen während der Kur körperlich oder mental trotzdem nicht gut gehen, brechen Sie diese unbedingt ab.

Sollten Sie während der Kur eine Abneigung gegen Reis entwickeln, andauernde Schmerzen im Bauch oder im Kopf sowie inneren Widerwillen verspüren, brechen Sie die Kur sofort ab. Meine erste Reiskur hatte ich ungefähr neun Tage durchgehalten. Vor allem meine Verdauung hat enorm profitiert, etwas später auch meine Haut. Als ich die Kur nach einiger Zeit wiederholt habe, verspürte ich nach wenigen Tagen einen starken Widerwillen und brach sie bald ab. Hören Sie also immer auf Ihr Bauchgefühl und setzen Sie sich keinesfalls selbst unter Druck!

Sobald Sie die Kur beendet haben, kommt es darauf an, was Sie in den Tagen danach essen, denn diese ersten Tage nach der Kur entscheiden über den Erfolg maßgeblich mit.

### *Die richtige Ernährung nach der Kur*

Sollten Sie sich entschieden haben, keine Kur zu machen, können Sie gleich zum nächsten Kapitel weiterblättern. Andernfalls stellt sich nun die Frage, wie Sie sich nach der Kur ernähren sollen. Vorweg gleich die schlechte Nachricht: Wenn Sie jetzt wieder so essen, wie Sie es vor Ihrer Kur gemacht haben, waren all die Mühe und Disziplin für die Katz. Der Schlüssel zum Erfolg: langsam angehen! Essen Sie nicht sofort wieder alles, worauf Sie in der Kur verzichtet haben. Fügen Sie lieber Schritt für Schritt Nahrungsmittel für Nahrungsmittel hinzu. Da Ihr Körper nach der Kur wahrscheinlich sehr empfindlich ist, werden Sie schnell bemerken, welches Essen Ihnen guttut und welches nicht. Vielleicht spüren Sie diese Zusammenhänge überhaupt zum ersten Mal! Nutzen Sie diese Empfindlichkeit aus, um herauszufinden, welches Essen Ihnen bekommt. Nach meiner ersten Reiskur bekam ich zum Beispiel rote Flecken im Gesicht, als ich ein paar Schluck Kuhmilch kostete. Das war vorher nie passiert, und ich war viele Jahre überzeugt, dass es meiner Haut egal ist, ob ich Milch trinke oder nicht.

Nach einer Reiskur könnten Sie zum Beispiel so vorgehen:

- → Essen Sie in Wasser gedünstete Zucchini zum Reis.
- → Fügen Sie am nächsten Tag etwas Olivenöl hinzu.
- → Probieren Sie am folgenden Tag gekochte Kartoffeln mit etwas Butter und Salz.
- → Am Tag darauf essen Sie ein Apfelkompott.

Es gibt eine Vielfalt an Möglichkeiten. Halten Sie sich an jene Lebensmittel, die Ihnen schmecken und zu denen Ihr Bauchgefühl Ihnen rät. Gehen Sie dabei langsam vor und beobachten Sie Ihre körperlichen Reaktionen – vor allem die Verdauung und die Haut.

Wenn Ihre Kur sanfter war und Sie bloß auf Fleisch und Kaffee verzichtet haben, können Sie ähnlich vorgehen: Also zum Beispiel einen Schluck Kaffee trinken und Ihre Reaktion beobachten.

Fakten!

### Ernährungstagebuch - für die Zeit danach

Was essen Sie und wie vertragen Sie es? Führen Sie ein Ernährungstagebuch in den ersten ein oder zwei Wochen nach der Kur. Dazu können Sie die Vorlage von Seite 20 und 21 nutzen.

Als nächsten Schritt sollten Sie versuchen, die für Sie ungünstigen Nahrungsmittel (siehe Tabellen auf Seite 30 und 31) so lange wie möglich zu meiden. Überlegen Sie sich praktische Strategien, um nicht wieder in die alten, ungünstigen Gewohnheiten zurückzufallen.

Ein paar Beispiele, die vielleicht helfen:

→ Wenn Sie es gewohnt waren, abends beim Fernsehen eine Packung Chips zu essen oder eine Tafel Schokolade, kaufen Sie stattdessen Trockenfrüchte und Cashews oder einen kleinen Riegel Bitterschokolade. Sie können die Snacks auch durch eine Tasse Tee mit einem Löffelchen Honig ersetzen.

→ Wenn Sie bisher ausgehungert von der Arbeit nach Hause gekommen sind und gerne zu einem schnellen Wurstbrot oder einem Fertiggericht gegriffen haben, können Sie Folgendes tun: Essen Sie am Nachmittag einen Snack (z. B. Datteln, Mandeln, einen Apfel), damit Sie weniger ausgehungert sind und in Ruhe etwas kochen können. Oder behelfen Sie sich mit Vorkochen: Kochen Sie am Wochenende einen großen Topf Suppe oder einen Eintopf, sodass Sie zwei bis drei Tage abends davon essen können.

Nach einer Kur ist der beste Moment, alte Gewohnheiten zu ersetzen. Fangen Sie gleich damit an! Es hilft, wenn Sie Ihre Vorsätze aufschreiben und gut sichtbar an die Wand hängen, zum Beispiel in der Küche. Hierfür können Sie auch die Vorlage »Meine Ernährungsvorsätze« nutzen (siehe Seite 33). Denken Sie immer wieder auch daran, warum Sie das alles machen: Sie wollen, dass Ihre Haut besser wird!

# So essen Sie Ihre Haut schön!

> »Eine gut gepflegte Verdauung verzeiht kleine Fehler.«
>
> —
>
> WEISHEIT AUS DER TCM

Denken Sie bei allen Empfehlungen daran, dass diese nicht absolut zu sehen sind. Sie brauchen nicht alle jeden Tag umzusetzen. Wenn Sie zum Beispiel auf Kaffee nicht verzichten wollen, versuchen Sie doch, eine oder zwei Tassen weniger am Tag zu trinken. Auch mit solchen kleinen Schritten stärken Sie Ihre Selbstheilungskräfte und helfen Ihrer Haut, sich zu stabilisieren.

## Stress und wenig Zeit – was tun?

Nun habe ich ein paar Tipps, wie Sie sich auch dann gesund ernähren können, wenn Sie wenig Zeit für die Zubereitung Ihrer Mahlzeiten haben. Übrigens: Kochen muss gar nicht lange dauern. Auch in zehn Minuten kann man sich zum Beispiel ein Spiegelei machen und dazu ein paar Scheiben Zucchini rösten.

***Vorkochen ist die beste Vorsorge***

Wenn Sie sonntags Zeit zum Kochen haben, bereiten Sie einfach eine größere Portion zu. Ich koche vor allem Reis und anderes Getreide gerne vor. Dafür eignen sich auch Gemüsesorten wie Karotten oder Brokkoli. Auch Linsen bereite ich immer in größeren Mengen zu. Ebenso können Sie Suppen und Eintöpfe vorkochen. Die Reste lassen sich gut in einem Topf mit Deckel oder einem Plastikgeschirr im Kühlschrank aufbewahren. Dort sind sie etwa drei Tage haltbar. (Übrigens: Einfrieren sollte die Ausnahme sein, da es die Nahrung schwerer bekömmlich macht. Darunter leidet unser Verdauungsfeuer. Letztlich ist aber auch eingefrorenes Selbstgekochtes immer noch günstiger als Fertigprodukte oder ein Wurstbrot.) Am Montag füge ich zum Reis beispielsweise ein paar Cashewkerne, etwas Olivenöl und frische Kräuter dazu, schon habe ich ein schnelles Abendessen. Oder ich mache aus der Polenta eine Polentapizza im Rohr. Ein Stück Brot, zum fertigen Eintopf vom Vortag gegessen, wäre eine weitere Option. Die Reste vom Wochenende sind also die Basis für Ihr Essen von Montag bis Mittwoch.

Die Möglichkeiten sind vielfältig. Wichtig ist, dass Sie durch das Vorkochen eine gute Basis haben, die Sie dann nach Belieben abwandeln können. So wird gesundes Essen einfacher.

Um Zeit beim Frühstück zu sparen, können Sie schon am Vorabend alles herrichten: Fügen Sie alle trockenen Zutaten in einen Topf am Herd, zum Beispiel Reisflocken, Kokosflocken, Rosinen und Kardamom. Am nächsten Morgen kommt Wasser oder ein Reisdrink dazu und das Gemisch wird auf der höchsten Stufe einmal aufgekocht. Lassen Sie es auf kleiner Stufe weiterköcheln, währenddessen können Sie sich duschen und fertig machen. Nach zehn Minuten ist Ihr Frühstück fertig. Wenn Sie etwas frisches Obst oder Apfelmus oder etwas kalten Traubensaft hinzugeben, hat es gleich die richtige Temperatur. Oder Sie nehmen es heiß in die Arbeit mit und genießen es dort lauwarm.

### *Welche Vorräte haben Sie im Haus?*

Für die zweite Wochenhälfte ist es günstig, gute Vorräte im Hause zu haben. Mit »gut« meine ich nicht Fertigtortellini oder Fertigsuppen, sondern wertvolle Nahrungsmittel, die lange haltbar sind:

- → Kichererbsen und Bohnen aus dem Glas oder aus der Dose (am besten Bioqualität)
- → schnell zubereitbare Gemüsearten wie Zucchini, Champignons und Paprika
- → lang haltbare Gemüsesorten wie Karotten, Sellerie und Kohlsprossen (Rosenkohl)
- → Olivenöl, Zitrone
- → Cashewkerne, Sonnenblumenkerne, Mandeln, Kokoschips
- → Datteln, Trockenaprikosen, Rosinen
- → weißer Basmatireis (in 15 Minuten fertig)
- → rote oder gelbe Linsen (in 15 Minuten fertig)
- → Getreidemischungen für Laibchen (zum Beispiel im Bioladen erhältlich)
- → Eier (Bioqualität)
- → Dinkelgrieß, Reisflocken, Haferflocken
- → Reisdrink, Haferdrink
- → Apfelmus (ohne Zucker), Mandelmus

Gehen Sie am besten gleich in die Küche und schauen Sie Ihre Vorräte durch. Sortieren Sie alles aus, was Konservierungsmittel, Farbstoffe, Süßstoffe und sonstige Chemie enthält. Werfen Sie auch gleich alle Knabbersachen wie Chips weg. Befinden sich in Ihrem Kühlschrank Softdrinks wie Cola und Eistee? Weg damit! Allein mit dieser Aufräumaktion haben Sie Ihrer Haut schon Gutes getan. Nun geht es darum, die Vorräte wieder aufzufüllen, mit allem, was der Haut guttut und Ihnen außerdem schmeckt. In den meisten Supermärkten gibt es inzwischen Bioabteilungen, wo Sie viele der zuvor genannten Nahrungsmittel erhalten. Je größer der Supermarkt, desto größer ist die Auswahl. Schauen Sie auch in die Fair-Trade-Ecke, dort gibt es oft gute Sachen.

Falls Sie einen Bioladen in der Nähe haben, zahlt es sich aus, dort einmal stöbern zu gehen. Nehmen Sie sich Zeit dafür – Sie werden staunen, welche tollen, gesunden Produkte ohne Zucker und Zusatzstoffe es gibt. Lesen Sie beim Einkaufen immer die Zutatenliste auf den Packungen für Nahrungsmittel und Getränke. Auch Bioprodukte können Zucker oder Süßstoffe enthalten. Entscheiden Sie sich für einen Tag in der Woche, an dem Sie Ihre Vorräte einkaufen – ob im Supermarkt oder im Bioladen. Achten Sie darauf, ausreichende Mengen zu kaufen, sodass Sie die ganze Woche versorgt sind.

### *Vorsicht, Falle! Ungesund essen am Abend*

Kommt man nach einem anstrengenden Arbeitstag nach Hause und es ist nichts Vernünftiges zu essen da, ist die Gefahr groß, zur Kekspackung zu greifen oder eine Pizza zu bestellen. Vor allem abends sind wir weniger widerstandsfähig und fallen leicht in alte Gewohnheiten zurück. Wir essen das Falsche und wir essen zu viel davon! Genau das gilt es zu verhindern. Am besten geht das mit ein wenig Planung.

Zuerst wäre es wichtig, die ungünstigen Nahrungsmittel gar nicht erst im Hause zu haben, zweitens brauchen wir stattdessen andere, günstige Alternativen, die wir allerdings regelmäßig kaufen müssen. Und drittens können wir durch Vorkochen vorsorgen. Wenn im Kühlschrank noch der Gemüsereis von gestern ist, den wir nur aufwärmen müssen, ist es viel einfacher, sich auch abends an die gute, hautfreundliche Ernährung zu halten. Viertens hilft es oft, am Nachmittag eine Kleinigkeit zu essen – so wird der Hunger, mit dem wir abends nach Hause kommen, nicht allzu groß.

## Außer Haus essen – das sollten Sie beachten

Sind Sie viel unterwegs und selten zu Hause? Hier ein paar Tipps für das Essen im Restaurant, unterwegs und im Hotel.

### *Frühstück unterwegs*

Wenn Sie im Hotel oder im Urlaub frühstücken, wäre es sinnvoll, sich einen Fertigbrei mitzunehmen. Es gibt Mischungen, die man nur noch mit heißem Wasser aufgießen muss. Rosinen, Cashews oder Mandelsplitter passen nicht nur gut dazu, sie machen den Brei ein bisschen kerniger. Auch ein Apfel eignet sich als Beilage. Nehmen Sie zur Sicherheit einen mit, falls es im Hotel keinen gibt. Mit ein wenig Planung ist das richtige Frühstück gar nicht so schwer.

Sie bevorzugen ein salziges Frühstück? Dann greifen Sie zum weichen Ei oder zur Eierspeise (Rührei). Dazu können Sie etwas Gurke oder Paprika essen und ein kleines Butterbrot. Oft gibt es auch weiße Bohnen als Beilage oder sogar gebratenes Gemüse. Falls es statt warmen Speisen nur Brot oder Toast gibt, wäre es umso wichtiger, was Sie drauflegen. Lassen Sie Käse und Wurst links liegen und essen Sie ein Butterbrot. Vielleicht gibt es Schnittlauch dazu? Oder Oliven? Wenn Sie Ihr Brot süß mögen, nehmen Sie lieber Honig als Marmelade und schon gar nicht den Schokoladeaufstrich. Eine Idee wäre auch, Hummus (Kichererbsenaufstrich) oder Gemüseaufstrich aus dem Supermarkt mitzubringen. Trinken Sie dazu keinen Kaffee, sondern Kräutertee.

Noch ein Wort zum Thema Urlaub: Genießen Sie die Zeit und das landestypische Essen. Oft vertragen wir im Urlaub mehr als zu Hause, weil wir entspannter sind. Essen und trinken Sie alles, worauf Sie Lust haben, ohne es zu übertreiben. Beispiele: Nicht jeden Tag einen Cocktail trinken, sondern nur jeden zweiten. Nur eine Kugel Eis essen statt drei. Beim Buffet nicht alles kosten, sondern aufhören, wenn man satt ist. Und zu Hause freuen Sie sich wieder auf Ihre selbst gekochten Mahlzeiten.

### *Essen im Restaurant oder in der Kantine*

Auswärts können Sie dieselben Grundsätze befolgen wie zu Hause. Konkret heißt das:

→ Gemüsesuppe als Vorspeise
→ keine frittierten Speisen wie Schnitzel und Pommes
→ lieber Reis oder Kartoffeln als Nudeln
→ keine mit Käse überbackenen Speisen, keine Käsesaucen
→ lieber Gemüsespeisen als Fleischgerichte
→ gekochtes Rindfleisch, geschnetzeltes Huhn oder Ähnliches; kein Schweinefleisch und kein Steak
→ Falls es kein gekochtes oder gebratenes Gemüse gibt: Kartoffelsalat oder andere gekochte Salate wie Fisolen (grüne Bohnen), rote Rüben (Rote Bete) etc.
→ keine scharfen Gerichte wie Chili con carne, indisches Curry oder Ähnliches
→ als Getränk grüner Tee, Kamillentee, Leitungswasser (eventuell mit einem Schuss Zitrone) oder einen kleinen Apfelsaft mit Leitungswasser
→ keine kalten Getränke zum Essen
→ lieber Apfelstrudel oder Obstkuchen als Schokolade- oder Cremetorte
→ Hören Sie auf zu essen, wenn Sie satt sind!

Der letzte Punkt gilt auch für zu Hause. Wer sich regelmäßig überisst, überfordert seine Verdauung. Dann muss die Haut die zurückbleibenden Reste (nach TCM: Feuchtigkeit) mit viel Mühe und Schmerzen ausleiten.

### *Essen aus dem Supermarkt oder von der Tankstelle*

Jetzt wird es schwierig. Wenn Sie wirklich so viel unterwegs sind, dass Sie sich Ihr Essen im Supermarkt holen müssen, hier mein Tipp: Schaffen Sie sich Zeitfenster, um etwas Warmes essen gehen zu können. Mit dem, was man im Supermarkt oder in der Tankstelle auf die Schnelle bekommt, ist gesund essen nicht möglich. Zumindest nicht auf Dauer. Wenn Sie wirklich wollen, dass Ihre Haut sich stabilisiert, müssen Sie mindestens zwei gekochte Mahlzeiten am Tag essen. Da fährt die Eisenbahn drüber, wie wir in Wien sagen.

# Meine Top 5

# Tipps für eine schöne Haut

1

Kochen Sie und kochen Sie noch mehr! Ideal sind drei gekochte Mahlzeiten täglich (Vorkochen hilft).

2

Verwenden Sie möglichst oft saisonale, frische Gemüse- und Obstsorten. Essen Sie oft saftige Speisen wie Apfel- und Birnenkompott, Gemüsesuppen und Eintöpfe.

3

Verzichten Sie so gut es geht auf Tiefkühlkost und Fertigprodukte. Das gilt auch für Gemüsebrühwürfel, Fertigsaucen und Ähnliches. Informieren Sie sich stets über die Inhaltsstoffe.

4

Verzichten Sie auf scharfe Gewürze, Knoblauch, Lauch (Porree) und Zwiebel und ebenso auf Zimt und Ingwer.

5

Wählen Sie als Hauptgetränk warmes bis heißes Wasser aus der Leitung oder stilles Wasser. Wenn Ihnen Wasser zu langweilig ist, fügen Sie einen Schuss Zitrone hinzu, ein paar Minzeblätter oder etwas Apfel-, Birnen- oder Traubensaft.

# Häufig gestellte Fragen

***Hilfe, woher bekomme ich meine Vitamine?***
Für die meisten Menschen ist es günstig, mehr gekochte Speisen zu essen. Vor allem das gekochte Frühstück ist eine wesentliche Säule der TCM-Ernährung. Das heißt aber nicht, dass Rohkost verboten wäre. Essen Sie ruhig einen kleinen Salat zum Essen oder zwischendurch rohes Obst nach Saison.

Außerdem: Auch bei gekochtem Essen ist die Vitaminversorgung bei Verwendung von ausreichend Gemüse, verschiedenem Getreide und guten Fetten gewährleistet. Es bleiben genügend Nährstoffe erhalten, die noch dazu viel besser im Körper umgewandelt werden können. Die besten Nährstoffe nutzen nämlich nichts, wenn man sie nicht verdauen, also in Qi und Blut umwandeln kann.

Bei TCM-Ernährung steht – im Gegensatz zu westlicher Ernährung – die Verdauungsleistung im Mittelpunkt und nicht die Inhaltsstoffe. Eiweiß, Kohlenhydrate und Vitamine spielen keine Rolle. Wenn Sie sich saisonal und bunt (alle fünf Farben kommen vor) ernähren, haben Sie auch bei vorwiegend gekochtem Essen eine ausreichende Vitaminzufuhr.

***Wann wird die Haut stabiler – und gibt es Rückschläge?***
Es dauert unterschiedlich lange, bis eine deutliche Veränderung spürbar ist. Die Zeitspanne variiert zwischen einigen Wochen und mehreren Monaten. In seltenen Fällen verbessert sich die Haut auch gar nicht.

Als Ernährungsberaterin nach TCM darf ich Ihnen keine Heilung versprechen, das wäre unseriös. Ihre Selbstheilungskräfte werden aber auf jeden Fall angeregt und Ihre Haut bekommt eine bessere Basis. Rückschläge sind normal und jederzeit möglich. Sie sollten aber seltener werden und moderat ausfallen.

***Muss ich jetzt »im Kreis kochen«? Und was ist das überhaupt?***
Wenn Sie schon einmal Rezepte aus der Fünf-Elemente-Küche (gehört auch zur TCM) gesehen haben, kennen Sie das: die Beigabe der verschiedenen Zutaten in einer bestimmten Reihenfolge, das sogenannte »Kochen im Kreis«. Dabei werden die Geschmacksrichtungen im »Fütterungszyklus« der fünf Elemente beim Kochen zugefügt, zum Beispiel süß/Erde (Olivenöl, Karotten), dann scharf/Metall

(Gewürze), dann Salz (Wasser), dann etwas Saures (Zitrone) und zum Abschluss etwas Bitteres (Kurkuma). Danach kann man von vorne beginnen. Der zuletzt hinzugefügte Geschmack sendet die Wirkung der gesamten Mahlzeit zum jeweiligen Organ/Element. Das soll die Speisen bekömmlicher und ausgewogener machen.

Solche Angaben wirken kompliziert und abschreckend. Die gute Nachricht: Es ist nicht notwendig für eine gesunde Ernährung nach der TCM. Wenn Sie Lust dazu haben, probieren Sie »im Kreis kochen« aus, oder Sie vergessen es gleich wieder.

***Nie wieder Brot, Käse oder Zucker?***

Diese drei Nahrungsmittel stehen beispielhaft für alles, was bei Neurodermitis als »ungünstig« bezeichnet werden kann. Hinzu kommen Getränke wie Kaffee, scharfe Gewürze oder Kuhmilch. Keine Angst, Sie dürfen auch jetzt schon alle diese Zutaten essen. Das gilt besonders für jenes, wo Ihnen ein Weglassen wirklich schwerfällt. Wir wollen vermeiden, dass zu viel Frust und Druck entstehen. Denn die Folgen wären Heißhunger auf das Verbotene, innerer Stress (der nach TCM die für Hautentzündungen verantwortliche Hitze verstärkt) sowie die Gefahr, alles aus Frust hinzuschmeißen und sich auf das zu stürzen, worauf man so mühsam verzichtet hat.

Jeder muss individuell seine persönliche Balance aus Genuss und Lust am Essen finden und dem Verzicht auf Dinge, die der Haut nicht guttun. Ernährung ist nicht alles im Leben!

Langfristig gilt: Ist die Haut stabiler und widerstandsfähiger geworden, können Sie auch wieder mehr von den ungünstigen Nahrungsmitteln und Getränken zu sich nehmen. Sie sollten durch Ihre neue Ernährungsform gelernt haben, selbst zu erkennen, was Ihnen guttut und was nicht.

# Acht Schätze

1

**Keep it simple!**

2

**Alles ist erlaubt, solange der Bauch glücklich ist.**

3

**Selbst Gekochtes schmeckt nicht nur, es tut auch gut.**

4

**Abwechslung bringt's!**

5

**Belastung braucht niemand, auch nicht beim Essen.**

6

**Süß und gesund – ja, das geht.**

7

**Wasser, marsch!**

8

**Bei Genussmitteln gilt: Weniger ist mehr.**

Diese Merkliste können Sie über den QR-Code im Inhaltsverzeichnis herunterladen.

# „Acht Schätze" für eine bessere Haut

1

### Keep it simple!

Essen Sie einfache Gerichte mit einfachen Zutaten, wie zum Beispiel Kartoffeln mit Butter und Zucchini. Oder Reis mit Karotten, Ei und Cashews. Das geht schnell und macht trotzdem satt und zufrieden. Wenn Sie gerne kochen, nutzen Sie diese tolle Eigenschaft und probieren Sie neue Rezepte aus. Vieles findet sich im Internet, vor allem mit den Stichwörtern vegetarisch und vegan.

2

### Alles ist erlaubt!

Verbieten Sie sich keine Nahrungsmittel oder Getränke, und lassen Sie sich nicht dazu verführen, nur noch Rohkost zu essen oder die Kohlenhydrate wegzulassen. Sie dürfen alles zu sich nehmen. Doch essen Sie günstige Nahrungsmittel öfter und ungünstige seltener. Extreme Ernährungsweisen und Verbote erzeugen Frust, und das belastet die Leber. Außerdem führen sie zu Heißhunger und unkontrolliertem Essen.

Essen Sie sich zu den Hauptmahlzeiten satt. Dazu zählt nach TCM auch das Frühstück. Wenn Sie nach einer oder zwei Stunden wieder Hunger bekommen, probieren Sie eine andere Zusammensetzung: Vielleicht brauchen Sie mehr Eiweiß oder Fett oder die Getreideart passt nicht für Sie. Manche Personen bekommen nach Haferflocken sehr schnell wieder Hunger, nach Reis aber nicht.

Achten Sie auf Ihr Bauchgefühl – sowohl im übertragenen als auch im wörtlichen Sinn.

3

### Kochen Sie Ihr Essen, und zwar regelmäßig

Essen Sie, so oft es geht, ein gekochtes Frühstück – und idealerweise auch noch ein gekochtes Mittagessen und ein gekochtes Abendessen. Regelmäßige Mahlzeiten schützen vor Heißhunger und stärken die Verdauung. Was dabei nie fehlen sollte: gekochtes Gemüse – als solches gilt übrigens auch gebratenes, gedünstetes, als Suppe oder im Backofen zubereitetes Gemüse. Am besten saisonal und aus der Region!

4

### Abwechslung bringt's!

Essen Sie nicht zu viel und nicht zu oft von einer Zutat oder einem Geschmack. Wechseln Sie ab. Als Neurodermitiker:in könnten Sie eine Unverträglichkeit entwickeln, wenn Sie von einer Zutat zu viel erwischen. Gönnen Sie sich auch Ausnahmen – vor allem im Urlaub, an Feiertagen und bei Einladungen. Genießen Sie Ihr Leben und essen Sie hin und wieder auch Schokokuchen, Schnitzel oder Pommes. Genuss und Lebensfreude sind mindestens so wichtig für die Gesundheit und Ihre Haut wie eine ausgewogene Ernährung.

5

### Essen Sie nichts Belastendes

Alles, was Sie bläht, Ihnen im Magen liegt oder den Stuhl zu hart oder zu weich macht, belastet die Verdauung und damit Ihre Haut. Wenn Sie eine solche Reaktion nach dem Essen bemerken, lassen Sie das verdächtige Nahrungsmittel eine Zeit lang weg. Versuchen Sie später wieder eine kleine Menge davon, um herauszufinden, ob Sie es inzwischen besser verdauen können. Dasselbe gilt für Hautreaktionen, die nach dem Essen auftreten können, oder andere Reaktionen, wie ein pelziges Gefühl oder Jucken im Mund. Das alles kann sich im Laufe der Jahre auch wieder ändern. Vorerst ist eine längere Pause sehr hilfreich.

6

## Süß und gesund

Als ehemaliger Schokoholic weiß ich, wie hart dieser Punkt sein kann. Aber ich weiß inzwischen, dass es geht! Früher habe ich täglich bis zu zwei Tafeln Milchschokolade gegessen, heute schmeckt mir 90-prozentige Bitterschokolade. Davon reichen ein paar Stück, damit ich zufrieden bin.

Im Bioladen bei den Süßigkeiten gibt es außerdem Riegel aus Trockenfrüchten und Bitterschokolade, Nüsse oder Kokoschips.

7

## Wasser, marsch!

Trinken Sie Wasser. Und zwar lauwarm bis heiß. Wenn Sie an kaltes Wasser gewöhnt sind, steigen Sie zuerst auf Zimmertemperatur um und steigern dann die Wärme. Kalte Getränke kühlen Ihr Verdauungsfeuer und produzieren Feuchtigkeit, die durch die Haut ausgeleitet werden muss. Wenn Sie das Wasser aus der Leitung nicht trinken können, kaufen Sie stilles Wasser oder einen guten Filter. Kohlensäure überfordert auf Dauer den Magen und schwächt die Verdauung.

8

## Weniger Genussmittel

Meiden Sie Kaffee und Alkohol. Kaffee wirkt trocknend auf die guten Körpersäfte und das Blut. Das bedeutet, er trocknet die Haut noch mehr aus und erzeugt außerdem Hitze. Nach TCM ist es übrigens egal, ob es sich um Kaffee mit oder ohne Koffein handelt. Getreidekaffee ist zwar günstiger, aber auch nicht ideal. Versuchen Sie außerdem, nicht täglich Alkohol zu trinken. Reduzieren Sie vor allem hochprozentigen Alkohol, vor allem in Cocktails. Ein Glas Wein zwischendurch ist erlaubt. Weißwein ist bei Neurodermitis meist bekömmlicher ist als Rotwein.

**Hinweis**

Die Mengenangaben sind für familiengerechte vier Portionen gedacht, entsprechen also dem durchschnittlichen Bedarf für zwei Erwachsene und zwei Kinder.

Die Rezepte sind vorwiegend vegetarisch. Wenn Sie gerne Fleisch essen, können Sie sie gerne mit Fleisch ergänzen. Achten Sie dann auf eine bekömmliche Zubereitung des Fleisches, also eher sanft braten, dünsten oder kochen, statt grillen, frittieren oder scharf braten.

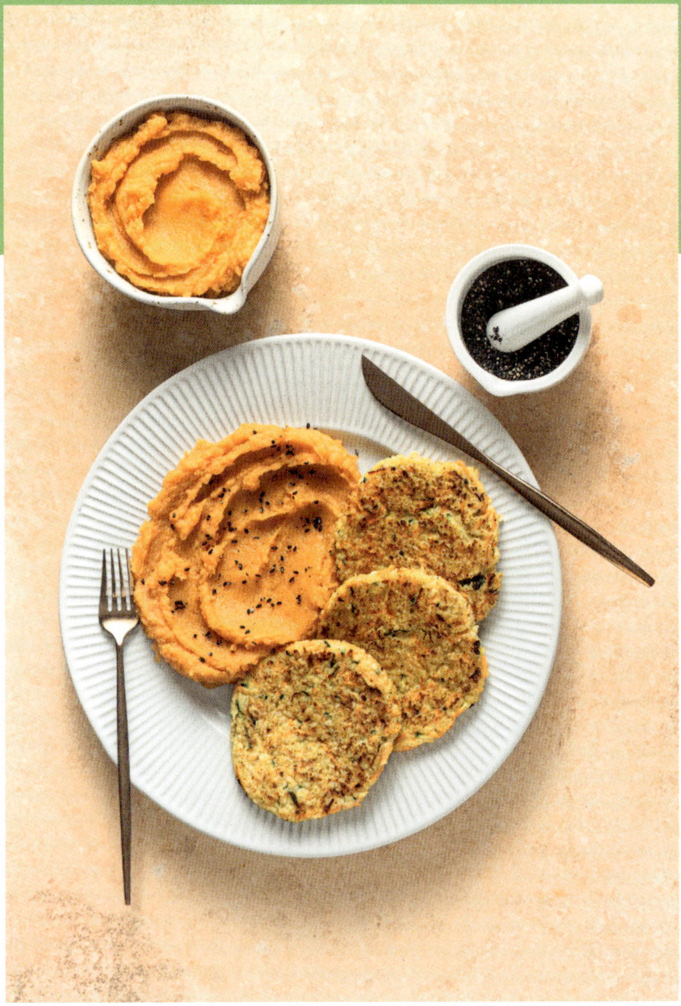

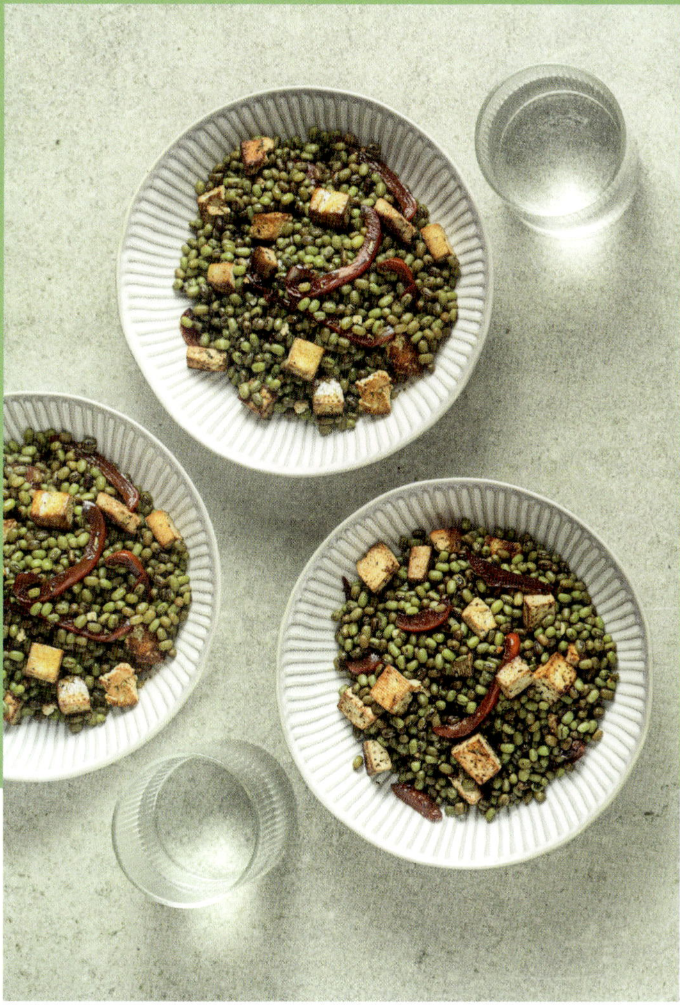

# Rezepte

# 14 Gebote für das Kochen bei Neurodermitis

**1**

Stellen Sie einfache Mahlzeiten zusammen, mischen Sie nicht zu viele Zutaten!

**2**

Achten Sie auf gute Qualität (Bio, Fair Trade, saisonal und regional)!

**3**

Verzichten Sie auf Kuhmilch! Ersatz beim Kochen von Süßspeisen sind Reis-, Hafer- oder Mandeldrink. Erlaubt sind Obers (Sahne), Sauerrahm (saure Sahne) und Butter, Parmesan und Feta in Maßen, weißes Naturjoghurt für Joghurtsaucen (zu gekochten Mahlzeiten).

**4**

Verwenden Sie Weizen nur selten, vor allem nicht als Mehl. Verzichten Sie außerdem auf weißen Zucker! Ersatz sind unraffinierter Rohrohrzucker oder Vollrohrzucker, Honig, Reis- oder Ahornsirup.

**5**

Kochen Sie Nudeln nicht öfter als zweimal pro Woche! Besser als Weizennudeln sind Dinkelnudeln, aber auch die nicht allzu oft. Und kombinieren Sie Nudeln immer mit gekochtem Gemüse oder essen Sie als Vorspeise eine Gemüsesuppe!

**6**

Verwenden Sie Fleisch, Fisch und Eier in kleinen Mengen! Essen Sie tierisches Eiweiß als Beilage zu Gemüse, Getreide und Hülsenfrüchten.

**7**

Vorsicht mit Fisch! Da das Meer stark mit Umweltgiften belastet ist, sind es auch die Fische. Je größer der Fisch, desto belasteter. Daher besser Sardinen und Hering als Thunfisch und Lachs. Fische von Zuchtfarmen werden auch mit Antibiotika behandelt. Achten Sie auf die Herkunft und bevorzugen Sie Bioqualität. Nach TCM kann Fisch außerdem die Haut belasten, das gilt besonders für Meeresfische. Testen Sie, wie es Ihnen mit Fisch geht. Meiden Sie Meeresfrüchte (Muscheln etc.), sie fördern Bluthitze.

8

Essen Sie Rohkost (Salat, heimisches Obst) nicht als Hauptspeise! Empfehlenswert sind ein kleiner Salat als Beilage und etwas saisonales Obst als Zwischenmahlzeit.

9

Vorsicht mit Tomaten, Erdbeeren, Wal-, Erd- und Haselnüssen – sie haben ein hohes allergenes Potenzial! Probieren Sie aus, ob sie Ihnen guttun. Ein passender Zeitpunkt wäre nach einer Kur (siehe ab Seite 34). Gekochte Tomaten sind für die trockene, hitzige Neurodermitishaut zu empfehlen, wenn man sie verträgt.

10

Meiden Sie Südfrüchte, vor allem Zitrusfrüchte! Orange, Mandarine und Co. sind bei Neurodermitis ungünstig – der stark saure Geschmack ist zu aggressiv für die Haut. (Das gilt auch zum Beispiel für viel Essig im Salat.) Etwas Zitrone zum Würzen ist kein Problem.

11

Verzichten Sie auf scharfe Gewürze, Knoblauch und Zwiebeln! Für Geschmack sorgen auch getrocknete Kräuter, gemahlener Koriander und Kreuzkümmel sowie frische Kräuter.

12

Verwenden Sie keinen Zimt, keine Gewürznelken und keinen Ingwer! Ideal für Süßspeisen sind Vanille (schwarzes Mark aus der Rinde) und Kardamom.

13

Rösten bei hohen Temperaturen sollte die Ausnahme sein! Gehen Sie am Herd nicht über Stufe 6 bis 7 (von 10), im Backofen nicht über 180 °C.

14

Verzichten Sie auf die Mikrowelle und verwenden Sie Tiefkühlkost nur in Ausnahmefällen! (Und wenn schon Tiefkühlkost, dann besser selbst eingefrorene Gerichte als gekaufte. Falls Sie doch Tiefkühlgemüse kaufen, dann nur pur, also ohne Gewürz- und Fettmischungen.) Das gilt ebenso für Suppenwürfel und Fertigsaucen, verwenden Sie stattdessen besser Liebstöckel, Sellerie und Suppengrün sowie Gewürze wie Kümmel und getrocknete Kräuter!

Mit dem QR-Code im Inhaltsverzeichnis können Sie diese Tipps herunterladen.

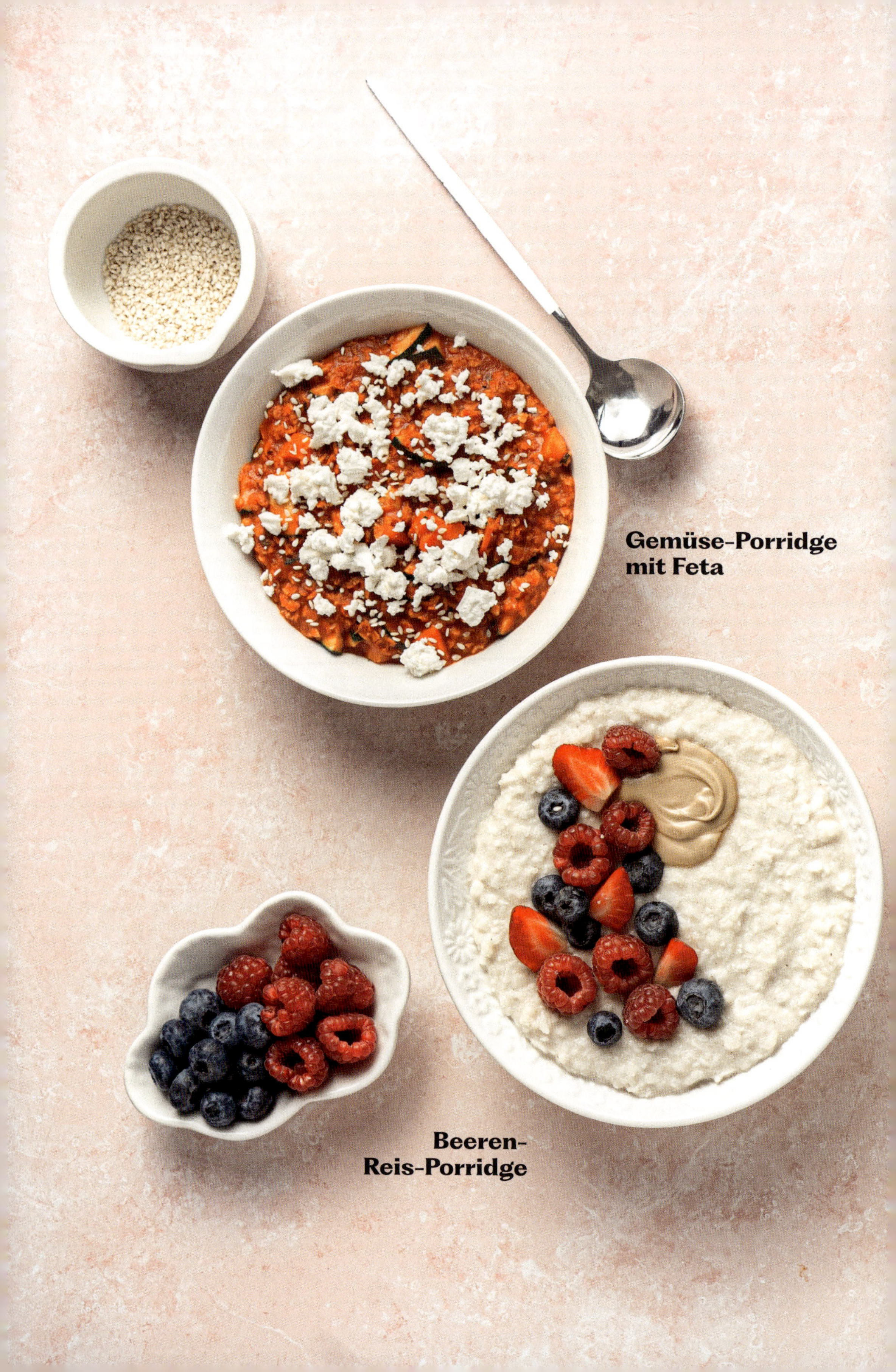

**Gemüse-Porridge mit Feta**

**Beeren-Reis-Porridge**

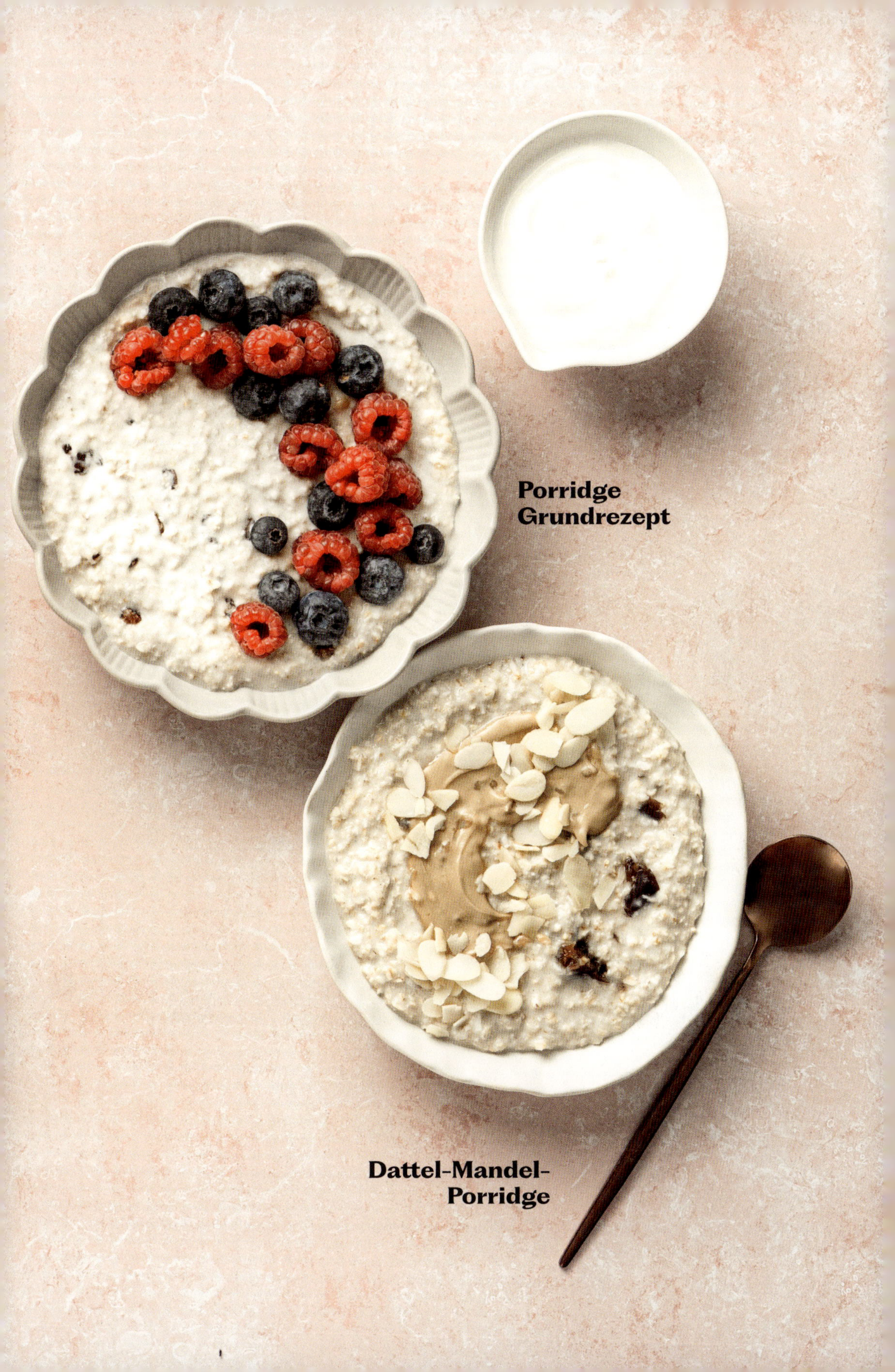
Porridge
Grundrezept
Dattel-Mandel-
Porridge

# Porridge Grundrezept

*200 g Haferflocken oder andere Flocken (Dinkel, Gerste, Hirse, Reis)*
*200 ml Reis- oder Haferdrink*
*200 ml Wasser*
*1–2 EL Kokosflocken*
*1 große Prise gemahlener Kardamom*

*Optional*
*frische Früchte nach Saison oder Kompott*
*Rosinen und andere Trockenfrüchte*
*1 Schuss Schlagobers (Schlagsahne)*

→ Die Haferflocken in Reis- oder Haferdrink und Wasser mit Kokosflocken und Kardamom bei hoher Temperatur (mit Deckel!) zu einem Porridge aufkochen lassen. Dann den Herd abschalten und etwa 5 Minuten ziehen lassen. Bei Bedarf Flüssigkeit zugießen.

→ Frische Früchte nach Saison oder Kompott dazu servieren oder nach Geschmack Rosinen und andere Trockenfrüchte in den Porridge rühren. Optional einen Schuss Schlagobers hinzufügen, das macht den Porridge sättigender und nährt nach TCM das Yin.

**Therapeutische Wirkung**
*Hafer ist leicht wärmend, stärkt die Verdauung (Milz-Qi) und das Immunsystem und verleiht Energie am Morgen. Achtung bei akuten Neurodermitisschüben! Da kann Hafer zu wärmend sein, allerdings ist das individuell sehr unterschiedlich. Wenn Sie auch innerlich viel Hitze haben, das heißt wenn Ihnen oft zu heiß ist oder Sie zu Sodbrennen neigen, verwenden Sie lieber Dinkel-, Gerste- oder Reisflocken.*

## Dattel-Mandel-Porridge

*Grundrezept Porridge*
*4–5 Datteln*
*Mandelblättchen*
*Mandelmus*

→ Die Datteln klein schneiden und beim Kochen des Porridges (siehe Grundrezept) hinzufügen. Mit Mandelblättchen und 1 TL Mandelmus pro Portion anrichten.

TIPP

***Datteln lassen sich mit etwas Wasser pürieren (harte Sorten vorher einweichen) und als gesundes Süßungsmittel verwenden.***

**Therapeutische Wirkung**
*Datteln stärken vor allem das Blut, das hilft gegen trockene Haut. Mandeln kräftigen das Lungen-Yin, das laut TCM für eine gesunde Haut zuständig ist. Außerdem helfen Mandeln bei trockenem Husten und Heiserkeit und wirken auch vorbeugend.*

## Beeren-Reis-Porridge

*Grundrezept Porridge (angepasst)*
*200 g Reisflocken*
*200 ml Kokosmilch*
*200 ml Wasser*
*1 große Prise Bourbonvanillepulver*
*Mandelmus*
*Frische Beeren der Saison*

→ Im Grundrezept Reis- statt Getreideflocken verwenden und Kokosmilch statt Haferdrink, dies mit einer großen Prise Bourbonvanillepulver würzen. Hitze reduzieren, einige Minuten ziehen lassen, gelegentlich umrühren.
→ Mit 1 TL Mandelmus pro Portion und frischen Beeren nach Geschmack und Saison anrichten.

TIPP

***Reisflocken brauchen nur wenige Minuten, um weich zu werden. Der Geschmack ist ähnlich wie der von Milchreis.***

**Therapeutische Wirkung**
*Frische Beeren kühlen laut TCM die Leber und nähren das Blut (hilft gegen die Trockenheit der Haut). Üblicherweise sind sie sehr gut verträglich. Achtung, tiefgekühlte Beeren haben diese Wirkungen nicht!*

---

## Gemüse-Porridge mit Feta

*300 g frisches Gemüse (Karotten, Paprika, Zucchini, Tomaten, Gurke)*
*1 EL Olivenöl*
*500 ml passierte Tomaten*
*150 g Quinoaflocken oder andere Flocken (Hirse-, Reis-, Buchweizen-, Hafer-, Dinkelflocken)*
*½ TL Thymian*
*1 TL edelsüßes Paprikapulver*
*1 TL gemahlene Bockshornkleesamen*
*Salz*
*250 g Feta*
*Kürbiskerne oder Sesam zum Garnieren*

→ Das Gemüse klein schneiden, anschließend bei mittlerer Hitze in einem Topf in etwas Öl dünsten und mit den passierten Tomaten ablöschen. Flocken hinzufügen, aufkochen lassen und umrühren.
→ Nach kurzer Kochzeit mit Thymian, Paprikapulver, Bockshornkleesamen und Salz würzen und quellen lassen.
→ In Schüsseln oder Suppentellern anrichten, etwas Feta über die Portionen bröseln und mit Kürbiskernen oder Sesam garnieren.

TIPP

***Wer es am Morgen eilig hat, kann das Gemüse schon am Vortag schneiden und über Nacht im Kühlschrank aufbewahren.***

# Saftige Feigen-Quinoa-Bowl mit Mandelstiften

*200 g Quinoa*
*400 ml heißes Wasser*
*½ TL Bourbonvanillepulver*
*½ TL gemahlener Kardamom*
*4 frische Feigen*
*1 EL Butter*
*2–3 EL Mandelstifte*
*1 Schuss roter Traubensaft*

→ Quinoa waschen und in frischem Wasser aufkochen, mit Vanillepulver und Kardamom würzen, bei geschlossenem Deckel etwa 15 Minuten köcheln lassen.
→ Inzwischen die Feigen waschen und in Stücke schneiden.
→ In einer Pfanne Butter schmelzen und die Mandelstifte darin leicht rösten. Mit einer Prise Kardamom würzen. Nach etwa 3 Minuten die Feigenstücke zugeben und mitrösten. Den Traubensaft hinzugeben, kurz aufkochen lassen und dann vom Herd nehmen.
→ Quinoa gemeinsam mit der Feigen-Mandel-Mischung in einer Schale anrichten.

**Variation**
*Nehmen Sie Apfel- oder Birnensaft statt Traubensaft. Statt der Mandelstifte sind auch Cashewkerne geeignet. Falls Sie keine frischen Feigen bekommen, passen auch getrocknete. Diese sind wärmender als frische Feigen, aber sie sollten zuvor mit Wasser bedeckt für 30 Minuten Feuchtigkeit ziehen können.*

**Therapeutische Wirkung**
*Feigen sind laut TCM sehr wertvoll. Sie nähren das Blut (gegen die Trockenheit der Haut) und das Qi (hilft bei Erschöpfung), fördern die Verdauung (besonders bei träger Verdauung und Neigung zu Verstopfung) und wirken sanft entgiftend.*

**TIPP**

***Ein Schuss extra Traubensaft über das Gericht macht es süßer und saftiger. Quinoa liefert viel pflanzliches Eiweiß und ist wichtig bei vegetarischer oder veganer Ernährung. Es ist außerdem reich an Mineralstoffen, darüber hinaus glutenfrei und bei Neurodermitis üblicherweise sehr gut verträglich.***

# Kühlender Birnen-Milchreis mit Cashewkernen

*200 g Milchreis oder weißer Basmatireis*
*200 ml Reisdrink*
*200 ml Wasser*
*4 EL Kokosflocken*
*4 EL Rosinen nach Belieben*
*½ TL Bourbonvanillepulver*
*1 reife Birne*
*80 ml Birnensaft*
*1 TL Butter*
*Cashewkerne*

→ Den Reis mit kaltem Wasser einige Male abspülen. Das kann man direkt im Topf machen: Dazu den Deckel beim Ausgießen des Wassers draufhalten, damit der Reis im Topf bleibt. Den Reis in den Flüssigkeiten aufkochen lassen. Kokosflocken und Rosinen nach Belieben zugeben. Mit Vanillepulver würzen. Die Hitze reduzieren und etwa 20 Minuten kochen lassen, bis der Reis weich ist.

→ Währenddessen die Birne waschen und klein schneiden, in etwas Butter und Birnensaft bei niedriger Temperatur kurz dünsten.

→ Den Milchreis mit den gedünsteten Birnen und Cashewkernen anrichten.

**Variation**

*Sonnenblumenkerne oder Mandelsplitter, einen Esslöffel Cashewmus oder Mandelmus daruntermischen, einen Schuss Schlagobers (Schlagsahne) zugeben.*

**TIPP**

***Kochen Sie den Milchreis in einer größeren Menge vor und bewahren Sie ihn im Kühlschrank auf. Sie können ihn als Abendessen oder am nächsten Tag zum Frühstück servieren. Mit anderen Früchten, Fruchtsaft oder Marmelade beziehungsweise Honig kombiniert, ergibt er eine schnelle und schmackhafte Mahlzeit.***

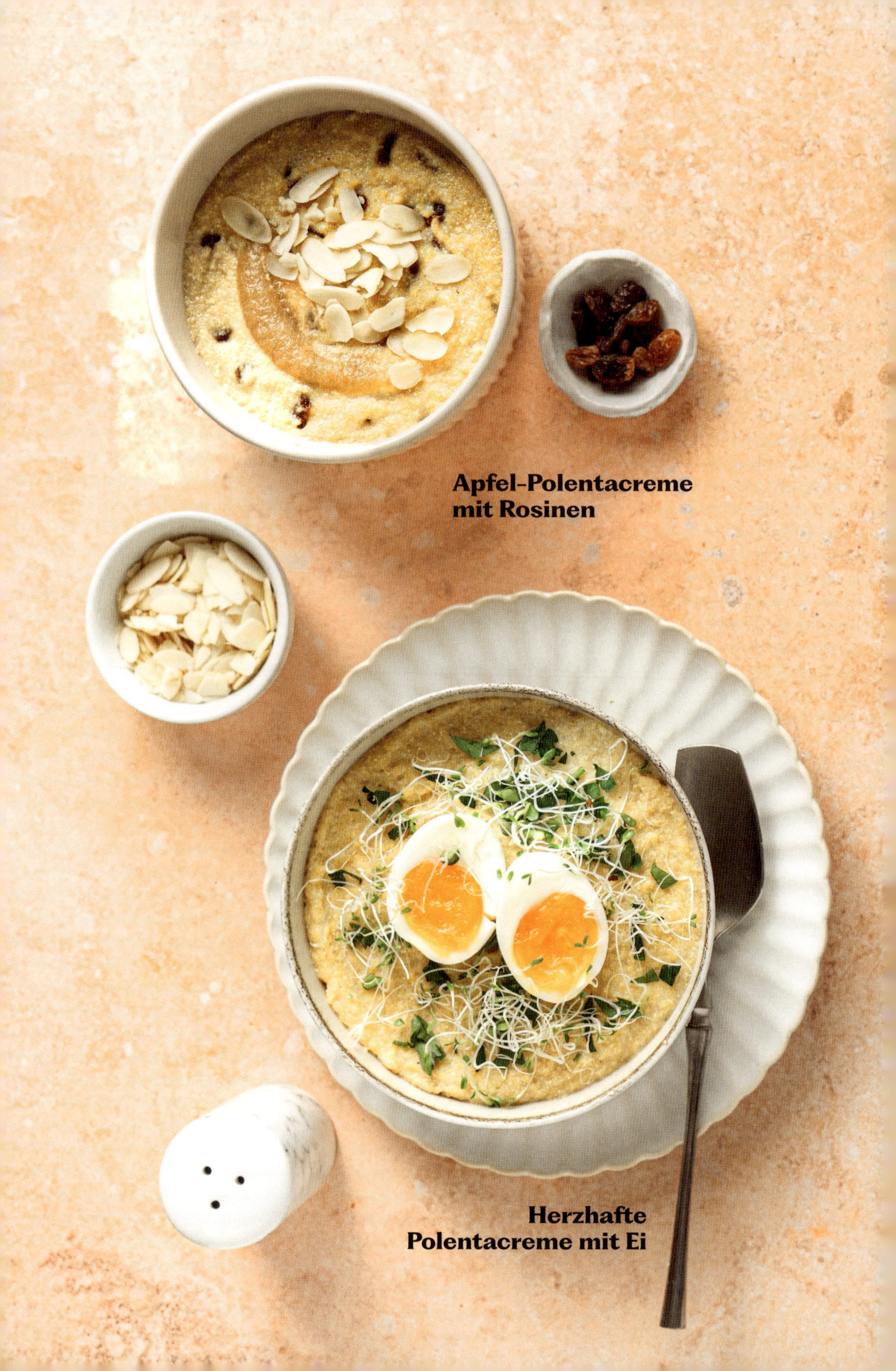

**Apfel-Polentacreme mit Rosinen**

**Herzhafte Polentacreme mit Ei**

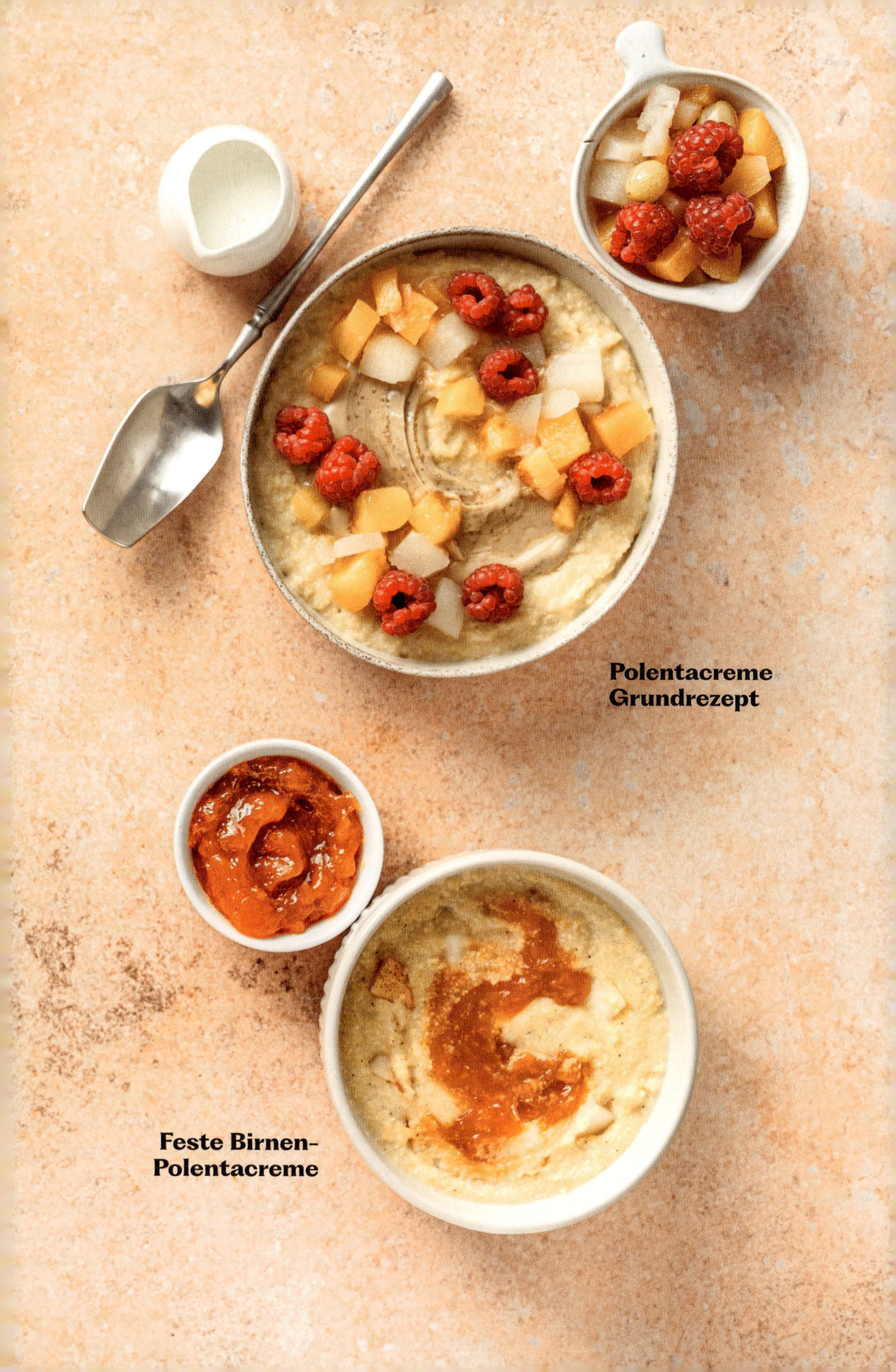

**Polentacreme Grundrezept**

**Feste Birnen-Polentacreme**

# Polentacreme Grundrezept

*300 ml Reis- oder Haferdrink*
*200 ml Wasser*
*200 g Polenta*
*1 Prise gemahlener Kardamom*
*1 Prise Bourbonvanillepulver*
*1 Msp. Salz*

*Optional*
*frische Früchte nach Saison oder Kompott*
*Datteln, Rosinen oder andere Trockenfrüchte*
*1 Schuss Schlagobers (Schlagsahne)*
*1 TL Mandelmus pro Portion*

→ Haferdrink und Wasser in einem Topf erhitzen. Die Polenta einrühren und auf kleiner Flamme unter ständigem Rühren köcheln lassen. Die Gewürze unterrühren, den Herd ausschalten und die Polenta zugedeckt quellen lassen.
→ Mit Obst bzw. Kompott servieren und nach Belieben mit Trockenfrüchten, Schlagobers oder Mandelmus verfeinern.

**Variation**
*Wer gerne neue Gewürze ausprobiert, kann statt Bourbonvanille auch gemahlene Tonkabohne verwenden oder die Creme zusätzlich mit Safran würzen. Dazu etwa 12 Safranfäden in etwas Pflanzenmilch oder Wasser einweichen und nach 15 Minuten Einweichzeit kurz vor dem Servieren unter die Polentacreme rühren.*

**Therapeutische Wirkung**
*Polenta (Maisgrieß) stärkt nach TCM den Magen, ist leicht verdaulich und glutenfrei und leitet sanft Feuchtigkeit aus. Sie ist thermisch neutral und somit sehr geeignet bei Neurodermitis.*

## Apfel-Polentacreme mit Rosinen

*Grundrezept Polentacreme*
*6–8 EL Apfelmus (gekauft, Bioqualität oder selbst gemacht)*
*4–8 TL Rosinen*
*3–4 TL Mandelmus*
*Mandelblättchen*

→ Die Polenta wie im Grundrezept beschrieben zubereiten. Apfelmus, Rosinen und Mandelmus unterrühren und die Creme mit den Mandelblättchen garnieren.

**Therapeutische Wirkung**
*Rosinen stärken nach TCM das Blut, aber auch das Qi. So verleihen sie Energie und helfen gegen trockene Haut (Blutmangel). Apfel als Mus oder Kompott stärkt vor allem die Körpersäfte, was ebenfalls gegen trockene Haut wirkt. Wenn Sie das Kompott selbst machen, verzichten Sie auf Gewürznelken oder Zimt bei der Zubereitung, da diese erhitzend wirken.*

## Feste Birnen-Polentacreme

*Grundrezept Polentacreme*
*1 große, reife Birne*
*1 EL Butter*
*Marmelade zum Garnieren*

→ Die Birne schälen, in mundgerechte Stücke schneiden und diese die letzten 3–5 Minuten in der ansonsten wie im Grundrezept zubereiteten Polenta mitkochen lassen. Dann die Butter unterrühren. Die Creme in Dessertschalen verteilen und mindestens 1 Stunde ziehen lassen, bis die Polenta fest ist.

→ Mit etwas Marmelade nach Geschmack garnieren.

**Variation**

*Trockenfrüchte oder Bitterschokoladestücke mitkochen, Cashewkerne daruntermischen. Sie können die Polenta auch auf ein mit Backpapier ausgelegtes Backblech streichen, die Masse ziehen lassen, dann stürzen und in Scheiben geschnitten anrichten.*

**TIPP**

***Sie können Polenta in der Früh vorbereiten und am Nachmittag verzehren oder am nächsten Tag ins Büro mitnehmen. Einfach abdecken und die Masse stehen lassen. Im Kühlschrank hält sie für etwa 3 Tage.***

**Therapeutische Wirkung**

*Birne nährt die Körpersäfte (vor allem gedünstet, als Kompott oder Mus) und stärkt außerdem die Lunge, die laut TCM für eine gesunde Haut zuständig ist. Birne wirkt außerdem kühlend und ist damit besonders günstig für die hitzige Neurodermitishaut.*

---

## Herzhafte Polentacreme mit Ei

*Grundrezept Polentacreme (angepasst)*
*1 TL Salz plus mehr zum Würzen*
*½ TL Kümmel*
*1 EL Butter*
*4 Eier*
*Frische Kräuter (Kresse, Petersilie …) zum Garnieren*

→ Die Polentacreme im Grundrezept nur mit Wasser zubereiten und mit Salz und gemahlenem Kümmel würzen, am Schluss Butter daruntermischen.

→ Währenddessen 4 Eier weich kochen (3–5 Minuten).

→ Polenta portionsweise mit jeweils 1 geschälten Ei in der Mitte anrichten und salzen. Frische Kräuter hacken und darüberstreuen.

**Therapeutische Wirkung**

*Eier sind thermisch neutral, nähren Qi und Blut, sättigen und sind normalerweise gut verträglich. Achten Sie auf die Zubereitung: Gekochte Eier sind leichter bekömmlich als bei hoher Temperatur gebratene Spiegeleier. Kaufen Sie Eier in Bioqualität!*

# Hirsebrei mit gebratenem Apfel und Mohn

*200 g Hirse*
*400 ml Wasser*
*½ TL Bourbonvanillepulver*
*Kokosflocken und Rosinen nach Belieben*
*80 ml Schlagobers (Schlagsahne)*
*1 Apfel*
*1 EL Butter*
*1–2 EL Mohn oder gemahlene Mandeln*

→ Hirse erst heiß waschen, dann in frischem Wasser zum Kochen bringen, mit Vanillepulver würzen. Kokosflocken und Rosinen zugeben, 15 Minuten kochen, anschließend 10 Minuten ziehen lassen und danach Schlagobers zur Hirse mengen.
→ Während der Kochzeit einen Apfel in mundgerechte Stücke schneiden, Butter in einer Pfanne schmelzen lassen.
→ Apfel mit Mohn beziehungsweise Mandeln in der Butter einige Minuten bei mittlerer Temperatur braten.
→ Hirsebrei mit dem gebratenen Apfel anrichten und servieren.

**Variation**
*Wählen Sie je nach Saison Beeren oder Marillen (Aprikosen).*

**TIPP**

***Dieses Gericht eignet sich perfekt zum Vorkochen. Bereiten Sie eine größere Menge Hirsebrei zu, heben Sie ihn im Kühlschrank auf. Am Morgen oder am Abend eine Portion am Herd mit etwas Wasser oder Reisdrink aufwärmen und mit saisonalem Obst genießen.***

# Schnelle Miso-Gemüse-Frühstücks-suppe

*350 g Gemüse nach Belieben (z. B. Karotte, Zucchini, Zuckerschoten, Pak Choi, Pilze)*
*200 g Tofu*
*1 EL Olivenöl*
*600 ml Wasser*
*1 TL Salz*
*3 EL Misopaste*

→ Gemüse in mundgerechte Stücke und Tofu in Würfel schneiden. Olivenöl in einem Topf erhitzen, Gemüse und Tofu darin auf mittlerer Hitze rösten.
→ Wasser zum Kochen bringen und das Gemüse damit ablöschen. Mit Salz würzen und die Suppe köcheln lassen, bis das Gemüse bissfest ist.
→ Zum Schluss in einer Schüssel Misopaste mit 2–3 EL der Suppe cremig rühren und anschließend in die restliche Suppe einrühren. Dann nicht mehr aufkochen lassen, sondern gleich servieren!

**Variation**
*Gemüse nach Saison wählen, es sollte jedoch nicht zu wässrig sein (zum Beispiel keine Gurken).*

**Therapeutische Wirkung**
*Misopaste ist ein fermentiertes Nahrungsmittel und enthält wertvolle Enzyme für den Darm, die durch zu hohe Temperaturen zerstört werden. Deshalb sollte die Suppe, sobald die Misopaste zugefügt ist, nicht mehr aufkochen. Nach TCM wirkt Miso kühlend und entgiftend und leitet Feuchte Hitze aus (gut bei nässenden Ekzemen).*

**TIPP**

***Dieses Gericht geht blitzschnell, wenn das Gemüse bereits am Vortag geschnitten wurde und nur noch aus dem Kühlschrank genommen werden muss. Sie können übrigens jegliche Suppe zum Frühstück essen. Weitere Suppenrezepte finden Sie auf den folgenden Seiten.***

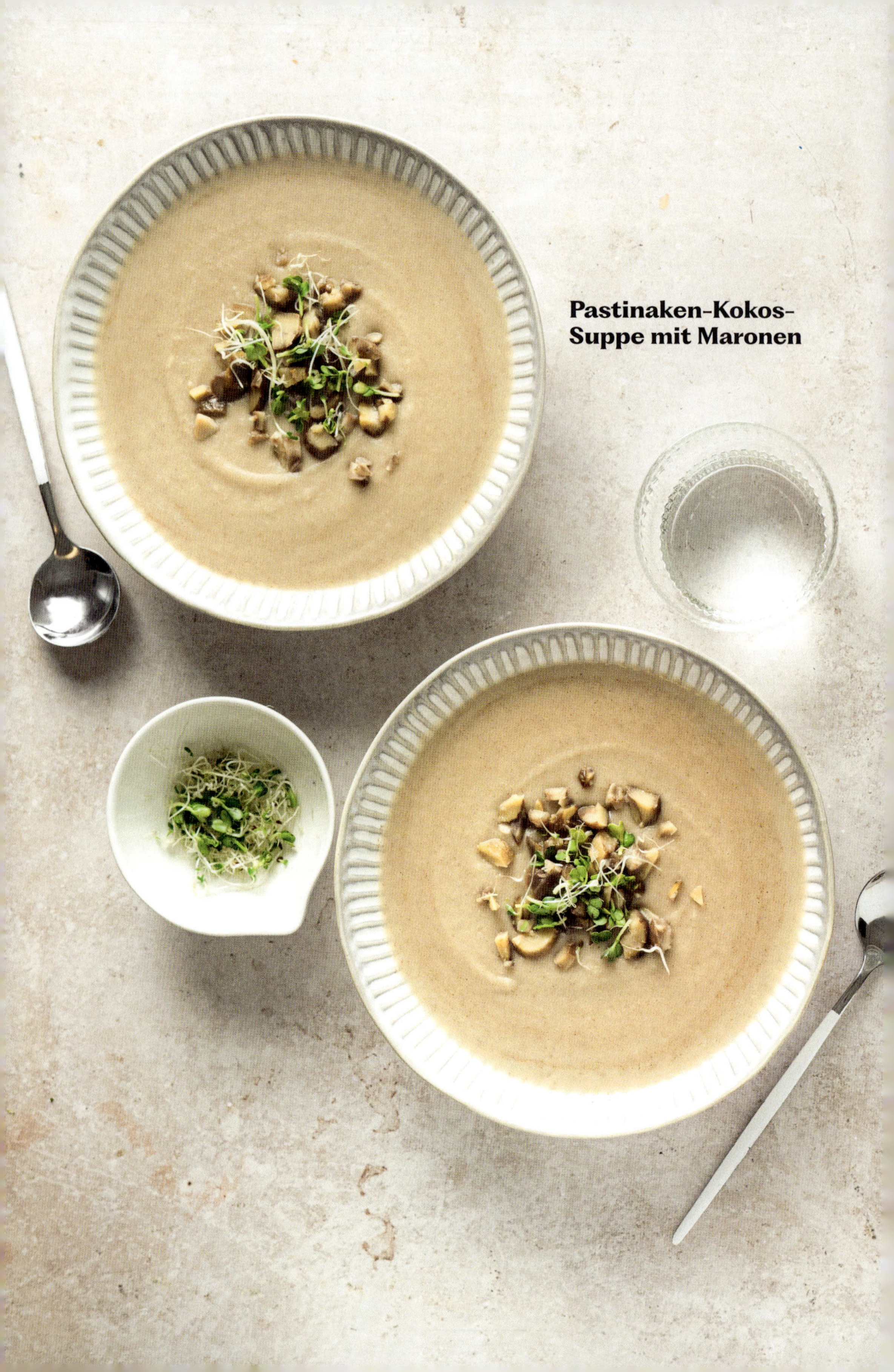

**Pastinaken-Kokos-Suppe mit Maronen**

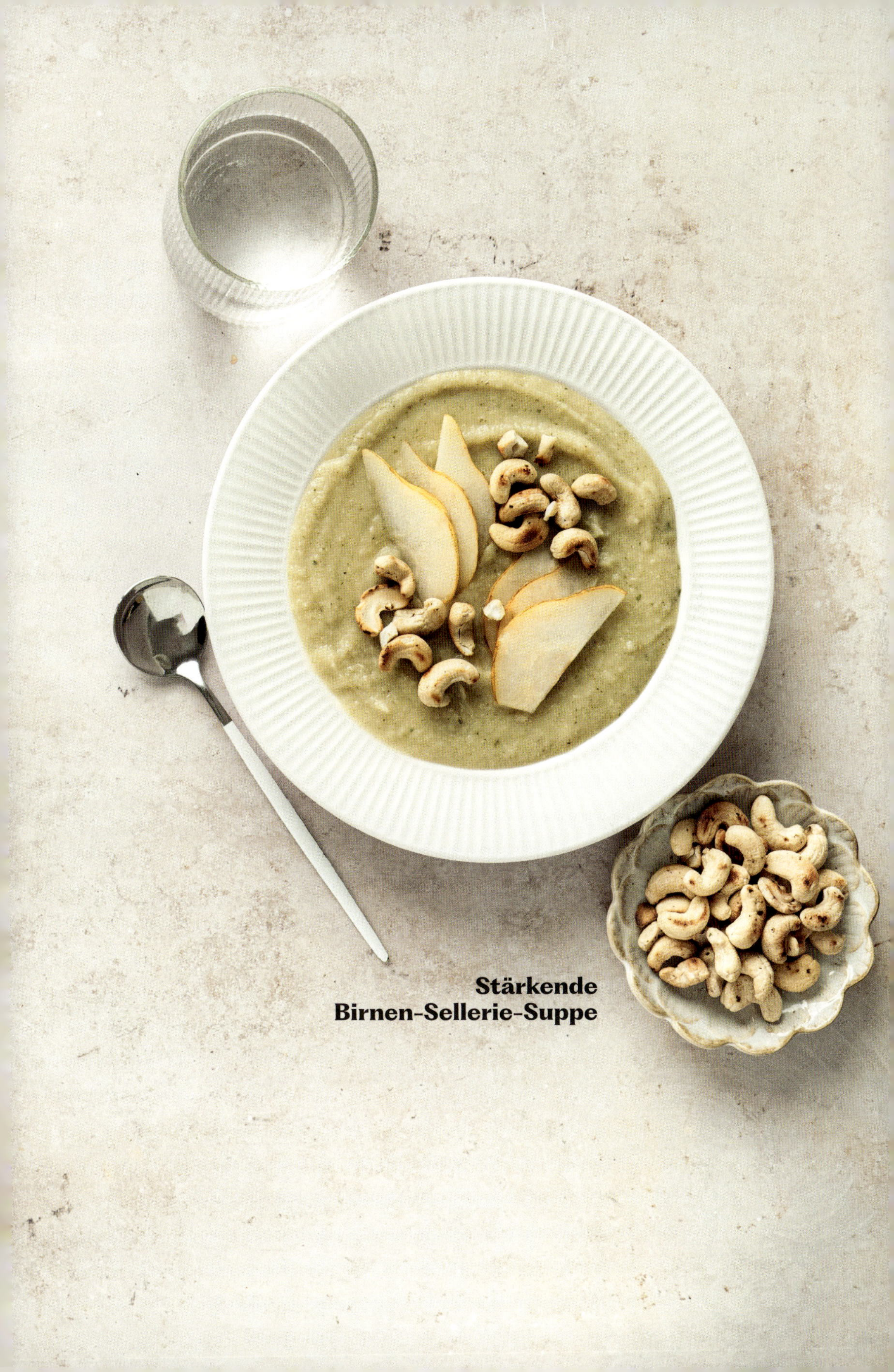

**Stärkende Birnen-Sellerie-Suppe**

# Pastinaken-Kokos-Suppe mit Maronen

*4–5 mehlige Kartoffeln*
*1 große Pastinake (alternativ 2 kleine)*
*150 g gegarte Maroni (Esskastanien)*
*1 EL Butter*
*1 l Wasser*
*2 TL Salz*
*1 EL Liebstöckel (getrocknet)*
*1 Lorbeerblatt*
*200 ml Kokosmilch*
*1 Schuss Zitronensaft*
*1 Msp. gemahlene Muskatnuss*
*40 g Kresse zum Garnieren*

→ Kartoffeln und Pastinaken schälen und würfelig schneiden, Maronen grob zerkleinern.
→ In einem großen Topf Butter erwärmen, die Hälfte der Maronen sowie der Kartoffel- und Pastinakenwürfel darin anschwitzen.
→ In einem weiteren Topf Wasser, Salz, Liebstöckel und Lorbeer aufkochen und zugedeckt etwa 10 Minuten köcheln lassen.
→ Nach der Kochzeit das Lorbeerblatt entfernen und das Gemüse mit der Brühe ablöschen. Kokosmilch zugeben und die Suppe mit einem Pürierstab cremig pürieren. Sollte die Suppe zu dick sein, noch etwas heißes Wasser nachgießen.
→ Anschließend mit Zitronensaft, Salz und Muskatnuss abschmecken.
→ Die Suppe in tiefen Tellern anrichten und mit den restlichen Maronen und der abgezupften Kresse garnieren.

**Variation**
*Statt Kokosmilch kann man die Suppe auch mit Schlagobers (Schlagsahne) oder Sauerrahm (saurer Sahne) verfeinern.*

**Therapeutische Wirkung**
*Maroni nähren laut TCM sowohl Qi als auch Blut sowie Yin und Yang. Sie sind ganz besonders bei Abgeschlagenheit und Erschöpfung zu empfehlen. Achtung bei schwacher Verdauung: Da können Maroni schwer bekömmlich sein, vor allem in zu großer Menge.*

# Stärkende Birnen-Sellerie-Suppe

*500 g Knollensellerie*
*1 große Kartoffel*
*2 mittelgroße Birnen*
*1 EL Butter*
*750 ml Wasser*
*2 TL frischer Liebstöckel*
*1 TL Petersilie*
*1 TL Majoran*
*1 Lorbeerblatt*
*1 ½ TL Salz oder helle Misopaste*
*40 g Cashewmus oder Schlagobers (Schlagsahne)*

*Optional*
*Cashewkerne und Birne zum Garnieren*

→ Die Sellerieknolle und die Kartoffel schälen und klein schneiden, die Birnen ebenso würfelig schneiden. Butter in einem großen Topf erhitzen und das Gemüse sowie die Birnenwürfel hinzugeben. Etwa 10 Minuten dünsten und gelegentlich umrühren.

→ Mit Wasser aufgießen. Liebstöckel, Petersilie und Majoran hacken. Die gehackten Kräuter, das Lorbeerblatt und das Salz zur Suppe geben und alles aufkochen lassen. Auf mittlerer Hitze 20 Minuten köcheln lassen, bis das Gemüse weich ist.

→ Das Lorbeerblatt entfernen und die Suppe pürieren, bis sie eine sämige Konsistenz aufweist. Das Cashewmus oder Schlagobers unterrühren. Sollte die Suppe zu dick sein, noch etwas heißes Wasser zufügen und nachwürzen.

→ Eine Handvoll Cashewkerne trocken in einer Pfanne rösten, bis sie leicht bräunlich werden. (Achtung: Nicht anbrennen lassen!) Die Suppe in Schüsseln oder tiefen Tellern anrichten und mit gerösteten Cashewkernen und frisch geschnittenen Birnenscheiben garnieren.

**Variation**
*Statt Cashewmus oder Schlagobers eignen sich auch Mandelmus oder Kokosmilch.*

# Schnelle Wohlfühl-Gemüsesuppe

*1 Tasse Suppengrün (abgepackt; nur Karotten, Sellerie und Petersilie verwenden)*
*800 ml Wasser*
*1–2 TL frischer Liebstöckel (alternativ getrocknet)*
*½ TL gemahlener Kümmel*
*1 TL Salz oder 5 g getrocknete Wakame-Algen*
*2 EL Kürbiskernöl*
*2 EL Kürbiskerne (ungesalzen)*

→ Karotten, Sellerie und Petersilie aus der Suppengrün-Tasse waschen, bei Bedarf schälen und klein schneiden. Anderes Gemüse wie etwa Porree (Lauch) weglassen. Die Gemüsewürfel in einem Topf mit Wasser bedecken und aufkochen lassen.
→ Liebstöckel hacken und mit Kümmel und Salz zum Gemüse geben, aufkochen lassen und etwa 20 Minuten weich kochen.
→ Mit Kürbiskernöl und Kürbiskernen anrichten.

**Therapeutische Wirkung**
*Diese einfache Gemüsesuppe stärkt nach TCM das Qi, das Blut und die guten Körpersäfte, was ideal für die trockene Neurodermitishaut ist. Durch Weglassen der stark wärmenden Zutaten Porree, Zwiebel und der scharfen Gewürze wie Pfeffer ist sie thermisch neutral und sehr bekömmlich.*

**TIPP**

***Wer statt Salz Wakame-Algen verwenden möchte, weicht diese für etwa 10 Minuten in lauwarmem Wasser ein, spült sie danach unter fließendem Wasser ab und kocht die Algen in der Suppe mit.***

# Klassische Kokos-Kürbis-Cremesuppe

*1 großer Hokkaidokürbis*
*800 ml Wasser*
*2 TL frischer Liebstöckel (alternativ getrocknet)*
*½ TL gemahlener Kümmel*
*½ TL gemahlene Koriandersamen*
*½ TL gemahlener Kreuzkümmel*
*Salz*
*80 ml Kokosmilch oder Schlagobers (Schlagsahne)*
*4 EL Kürbiskerne (ungesalzen)*
*4 EL Kürbiskernöl*

- → Hokkaidokürbis waschen (Hokkaidos können mit der Schale genossen werden!) und mit einem großen, scharfen Messer in zwei Teile schneiden. Kerne entfernen und Kürbishälften in große Stücke schneiden. Kürbisstücke in einem Topf mit Wasser bedecken.
- → Liebstöckel hacken und mit Kümmel, Koriander und Kreuzkümmel zum Kürbis geben. Die Suppe aufkochen lassen und salzen, etwa 20 Minuten köcheln lassen, bis der Kürbis weich ist.
- → Kokosmilch zugeben und mit einem Pürierstab fein pürieren.
- → Kürbiskerne bei hoher Temperatur in einer beschichteten Pfanne kurz trocken rösten. (Achtung! Sie brennen schnell an.)
- → Suppe portionsweise anrichten, Kürbiskerne über die Suppe verteilen, Kürbiskernöl darüberträufeln und genießen.

**Variation**

*Probieren Sie auch andere Kürbissorten. Butternuss schmeckt beispielsweise ebenfalls sehr gut. Wenn es schnell gehen muss, gibt es Kürbis auch schon vorgeschnitten zu kaufen.*

**TIPP**

***Verwenden Sie am besten unraffiniertes Salz, denn es ist bekömmlicher als das konventionelle und enthält auch keine Trenn- oder Rieselhilfen (chemische Stoffe). Meersalz ist übrigens meistens auch raffiniert. Achten Sie darauf, dass das Wort »unraffiniert« auf der Verpackung steht.***

# Cremige Kartoffel-Sellerie-Suppe

*½ Sellerieknolle*
*3 große Kartoffeln*
*ca. 800 ml Wasser*
*2 TL frischer Liebstöckel (alternativ getrocknet)*
*½ TL gemahlener Kümmel*
*2 TL Salz*
*100 ml Crème fraîche oder Schlagobers (Schlagsahne)*
*2 EL Kresse*
*1 EL Parmesan*

→ Sellerieknolle und Kartoffeln schälen und klein schneiden. In einem Topf großzügig mit Wasser bedecken und aufkochen lassen. Liebstöckel hacken und gemeinsam mit Kümmel und Salz zur Suppe geben, dann etwa 15 Minuten kochen lassen, bis alles weich ist.
→ ⅔ der Crème fraîche zugeben und die Suppe mit einem Pürierstab pürieren.
→ Suppe in 4 tiefen Tellern anrichten, jeweils mit etwas Crème fraîche garnieren und mit Kresse und Parmesan angerichtet servieren.

### Variation

*Stangensellerie mitkochen, statt Sellerie Kohlrabi verwenden und/oder für noch mehr Geschmack mit Feta (Schafkäse) pürieren.*

### Therapeutische Wirkung

*Wie alle Suppen baut auch diese Suppe die Körpersäfte auf und ist damit ideal gegen trockene Haut. Suppen mit Kartoffeln sind außerdem besonders wohltuend für einen empfindlichen Magen, etwa bei einer Neigung zu Sodbrennen.*

**TIPP**

***Liebstöckel ist ein optimaler Ersatz für Suppenwürfel. Letztere enthalten meistens Glutamat oder Hefeextrakt (ein anderer Name für Geschmacksverstärker) und außerdem häufig Zucker. Verwenden Sie deshalb lieber Gewürze. Wenn Ihnen der Geschmack zu mild ist, fügen Sie mehrere Gewürze hinzu (zum Beispiel Lorbeer, Majoran, Basilikum, Petersilie).***

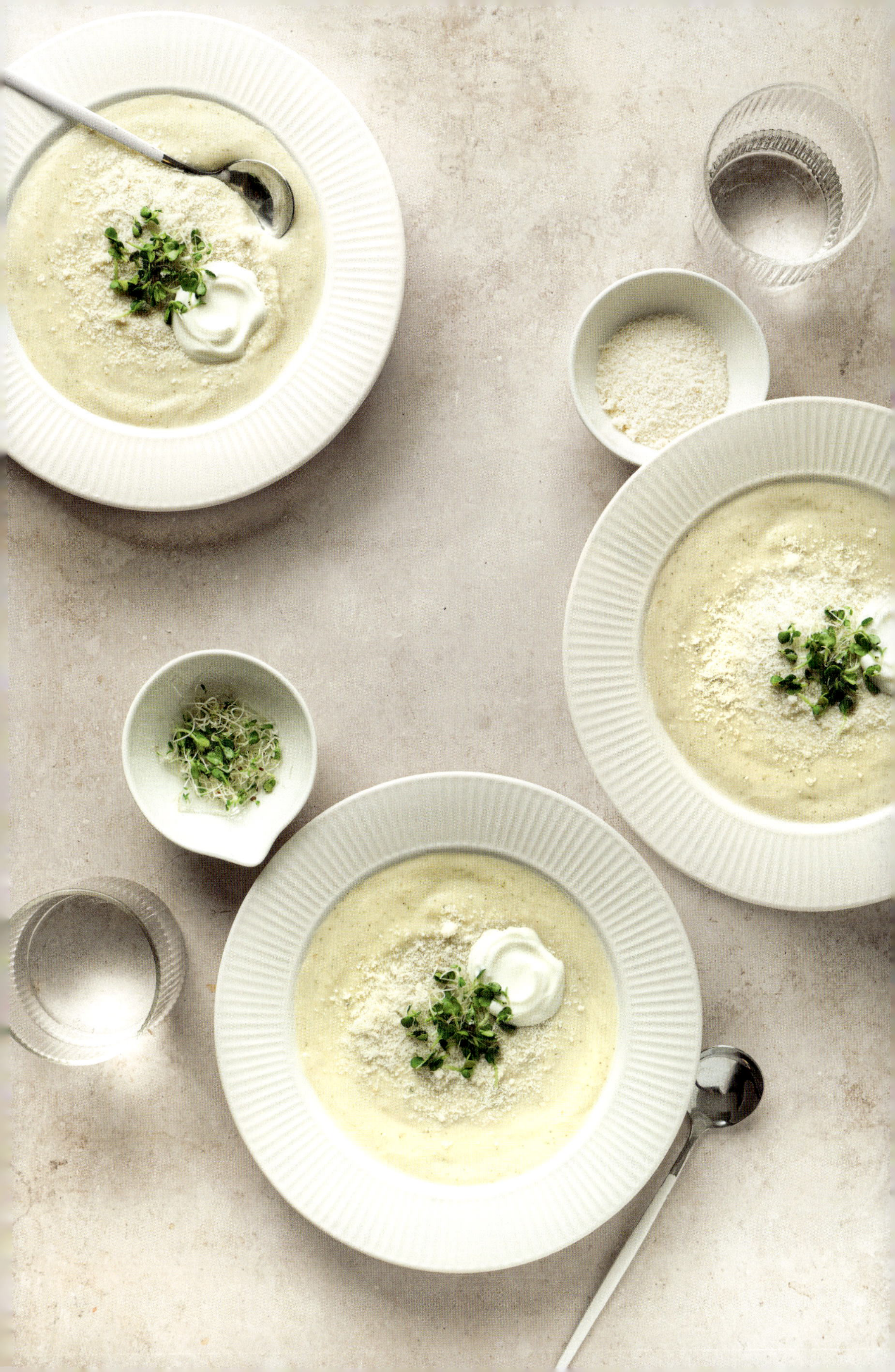

# Schonende Haferflocken-Karotten-Suppe

*1 große Karotte*
*100 g Haferflocken*
*ca. 800 ml Wasser*
*1 TL frischer Liebstöckel (alternativ getrocknet)*
*1 EL Petersilie*
*1 TL gemahlener Kümmel*
*1 Prise Kurkumapulver*
*1 gehäufter TL Salz*
*1 EL Butter*

→ Karotte klein würfelig schneiden (je kleiner die Stücke, desto kürzer die Kochzeit) und zusammen mit den Haferflocken in einen Topf mit Wasser geben. Liebstöckel und Petersilie hacken und mit Kümmel und Kurkumapulver zur Suppe geben, dann alles aufkochen lassen. Salzen und etwa 10 Minuten kochen lassen, bis die Karotten weich sind.

→ Butter zufügen, kurz durchrühren und servieren.

**Variation**

*Sie können auch Stangensellerie zugeben und Suppengrün statt Karotten verwenden, außerdem Suppennudeln oder Backerbsen statt der Haferflocken.*

**Therapeutische Wirkung**

*Diese Suppe ist durch die Kombination von Haferflocken und Karotte besonders verdauungsschonend, nährt das Blut und leitet Feuchtigkeit aus. Sie hilft bei Bauchweh und Durchfall (Butter dann weglassen) sowie gegen Blähungen mit weichem Stuhl.*

**TIPP**

***Wenn Sie ein sehr hitziger Typ sind (sehr rote Haut, leicht zu heiß, Neigung zu Verstopfung), dann essen Sie bitte nur selten Haferflocken. Diese sind nämlich wärmend.***

# Rote-Linsen-Suppe mit Trockenaprikosen

*200 g rote Linsen*
*400 ml Wasser*
*2 Trockenaprikosen*
*½ TL Kurkumapulver*
*½ TL gemahlener Kreuzkümmel*
*½ TL gemahlene Koriandersamen*
*1 TL Salz*
*100 ml Schlagobers (Schlagsahne)*
*1 EL Zitronensaft*

→ Rote Linsen in kaltem Wasser waschen, bis sie nicht mehr schäumen.
→ Linsen in frischem Wasser aufkochen lassen, Trockenaprikosen, Kurkumapulver, Kreuzkümmel und Koriandersamen zugeben. 15 Minuten sanft köcheln lassen und erst gegen Ende salzen.
→ Schlagobers zugeben und mit einem Pürierstab fein pürieren.
→ Mit Zitrone abschmecken und servieren.

**Variation**
*Klein geschnittene Karotten oder Kürbis mitkochen und mit gerösteten Kürbiskernen servieren. Außerdem zum Beispiel Kresse, andere Sprossen oder frische Kräuter darüberstreuen.*

**Therapeutische Wirkung**
*Linsen nähren Qi und Blut, sind thermisch neutral und leiten pathogene Feuchtigkeit aus. Das hilft etwa bei nässenden Ekzemen oder mit Flüssigkeit gefüllten Pusteln. Essen Sie Linsen nur, wenn Sie sie gut vertragen, wenn sie Ihnen also keine Blähungen verursachen. Die Aprikosen verstärken die blutaufbauende Wirkung (hilft gegen trockene Haut).*

TIPP

***Rote und gelbe Linsen sind in 15 Minuten weich gekocht, auch ohne Einweichen. Für Vegetarier:innen sind Hülsenfrüchte eine wichtige Eiweiß- und Eisenquelle.***

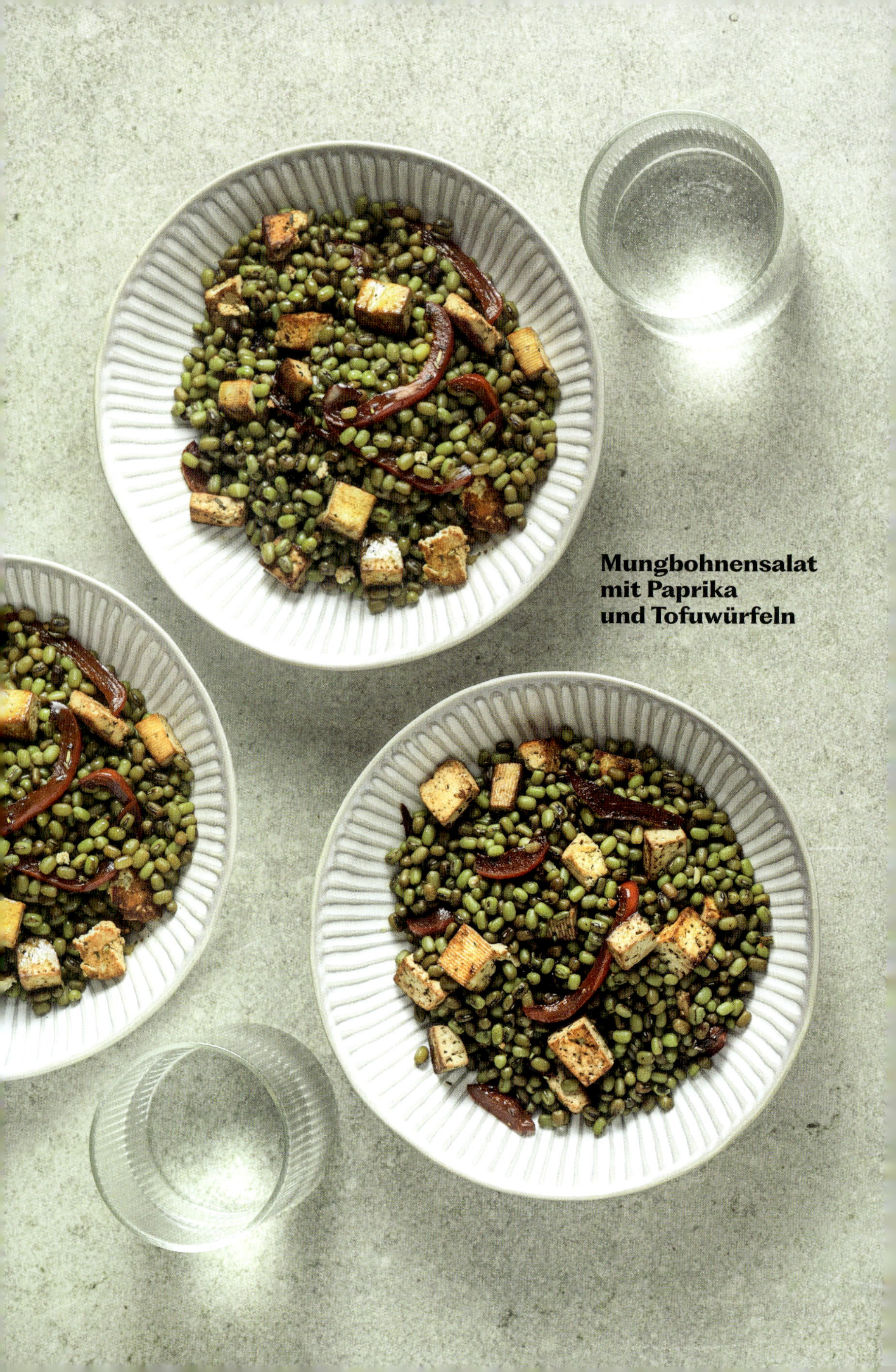

**Mungbohnensalat mit Paprika und Tofuwürfeln**

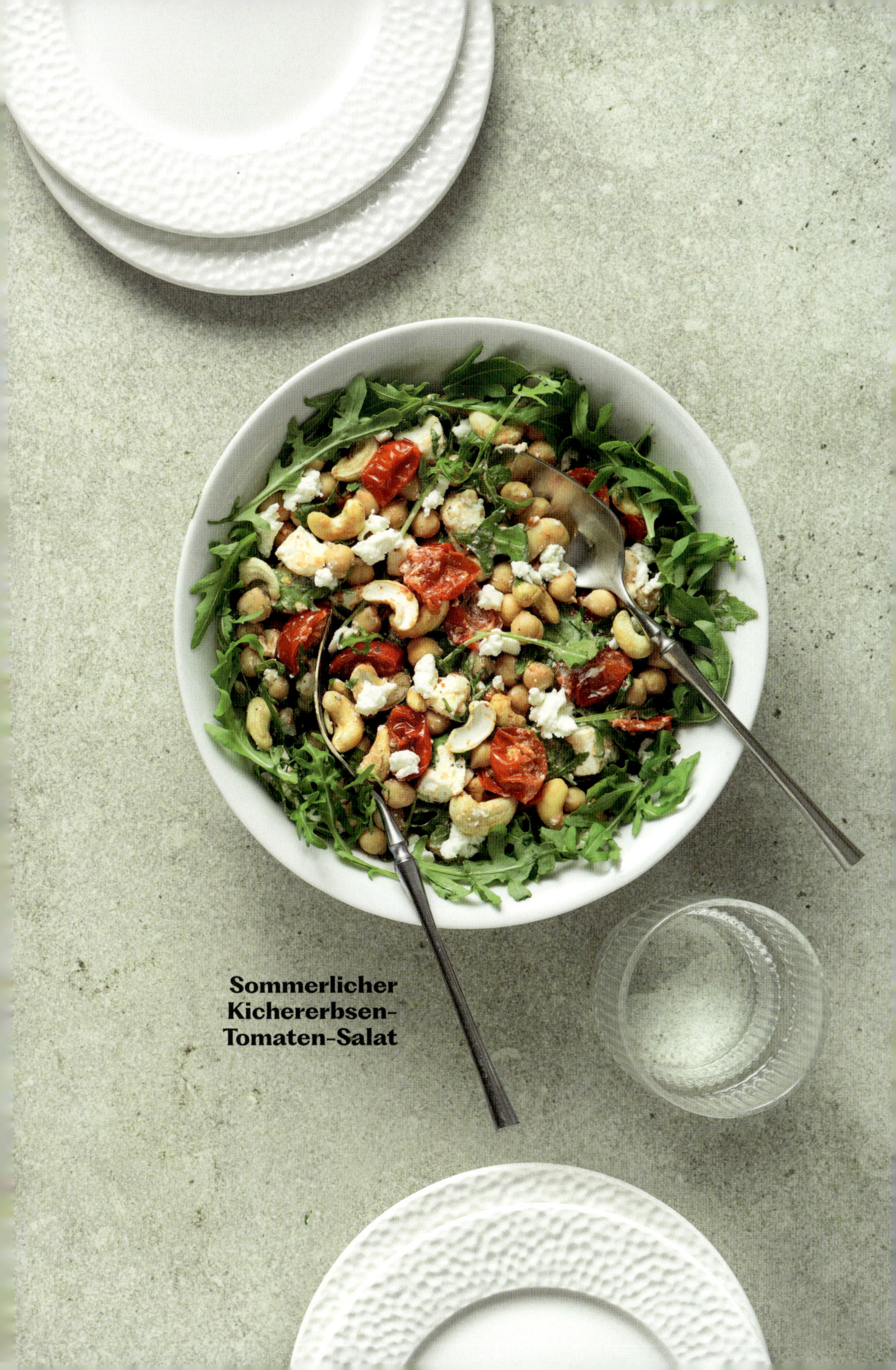

**Sommerlicher Kichererbsen-Tomaten-Salat**

# Mungbohnensalat mit Paprika und Tofuwürfeln

*250 g Mungbohnen*
*2 rote Paprika*
*4 EL Olivenöl*
*1 EL Wasser*
*1 EL Kräuter der Provence*
*125 g Tofu*
*2 EL Sojasauce*
*Saft von 1 Zitrone*

→ Die Bohnen über Nacht in kaltem Wasser einweichen.
→ Am nächsten Tag abgießen und die Bohnen in frischem Wasser bissfest garen, erneut abgießen.
→ Die Paprika waschen, entkernen, in schmale Spalten schneiden und dann in 2 EL des Olivenöls braten, mit 1 EL Wasser aufgießen und mit Kräutern der Provence würzen.
→ Tofu in derselben Pfanne mit Olivenöl braten und würzen. Alles noch warm miteinander vermischen und mit Sojasoße abschmecken.
→ Mit dem restlichen Olivenöl und Zitronensaft abschmecken und portionsweise anrichten.

**Variation**
*Je nach Geschmack mit geraspelten Äpfeln oder Birnen verfeinern. Gerne auch mit gewürfelten Tomaten vermengen und ziehen lassen, mit etwas mehr Sojasauce abschmecken.*

**Therapeutische Wirkung**
*Mungbohnen leiten Feuchte Hitze aus und sind deshalb besonders empfehlenswert bei nässenden Ekzemen. Da Mungbohnen wie alle Hülsenfrüchte nicht leicht verdaubar sind, essen Sie sie nur dann, wenn die Bohnen bei Ihnen nicht zu Blähungen oder anderen Verdauungsbeschwerden führen.*

**TIPP**

***Dieses Gericht eignet sich nicht nur als Vorspeise oder Beilage: Servieren Sie es als Hauptgericht mit grünem Salat und gekochten Eierhälften. Da alles im Voraus zubereitet werden kann, eignet sich dieser Salat perfekt zum Mitnehmen ins Büro.***

# Sommerlicher Kichererbsen-Tomaten-Salat

*250 g Kichererbsen (aus der Dose)*
*200 g kleine Tomaten*
*3 EL Olivenöl*
*1 TL Kräuter der Provence*
*1 TL Salz*
*150 g Feta (aus Schaf- oder Ziegenmilch)*
*1 EL Cashewkerne*
*100 g Rucola*
*Saft von 1 Zitrone*

→ Kichererbsen abgießen, gut abwaschen und abtropfen lassen.
→ Tomaten waschen und halbieren, einige Minuten in 2 EL des Olivenöls andünsten, mit Kräutern der Provence und Salz würzen.
→ Feta in Würfel schneiden und mit den Cashewkernen und den Tomaten mit den Kichererbsen in einer Schüssel mischen. Rucola unterheben.
→ Mit dem restlichen Olivenöl und Zitronensaft marinieren und portionsweise servieren.

**Variation**

*Statt Tomaten können Sie Paprika oder Gurken verwenden (kurz dünsten, damit sie nicht zu kalt und damit befeuchtend sind).*

**Therapeutische Wirkung**

*Tomaten wirken stark kühlend und sind in roher Form sehr befeuchtend. Durch das Dünsten werden sie bekömmlicher und weniger befeuchtend, sie bauen dann die guten Körpersäfte auf (gegen die Trockenheit der Haut). In der Kombination mit den Feuchtigkeit ausleitenden Kichererbsen werden sowohl Qi als auch Blut und Säfte gestärkt. Achtung: Tomaten haben ein allergenes Potenzial, achten Sie auf Ihre individuelle Reaktion darauf!*

TIPP

***Dieses Sommergericht können Sie auch ins Schwimmbad oder zum Wandern mitnehmen. Dazu das Gemüse erst kurz vor dem Verzehr marinieren.***

# Polentapizza Funghi mit Feta

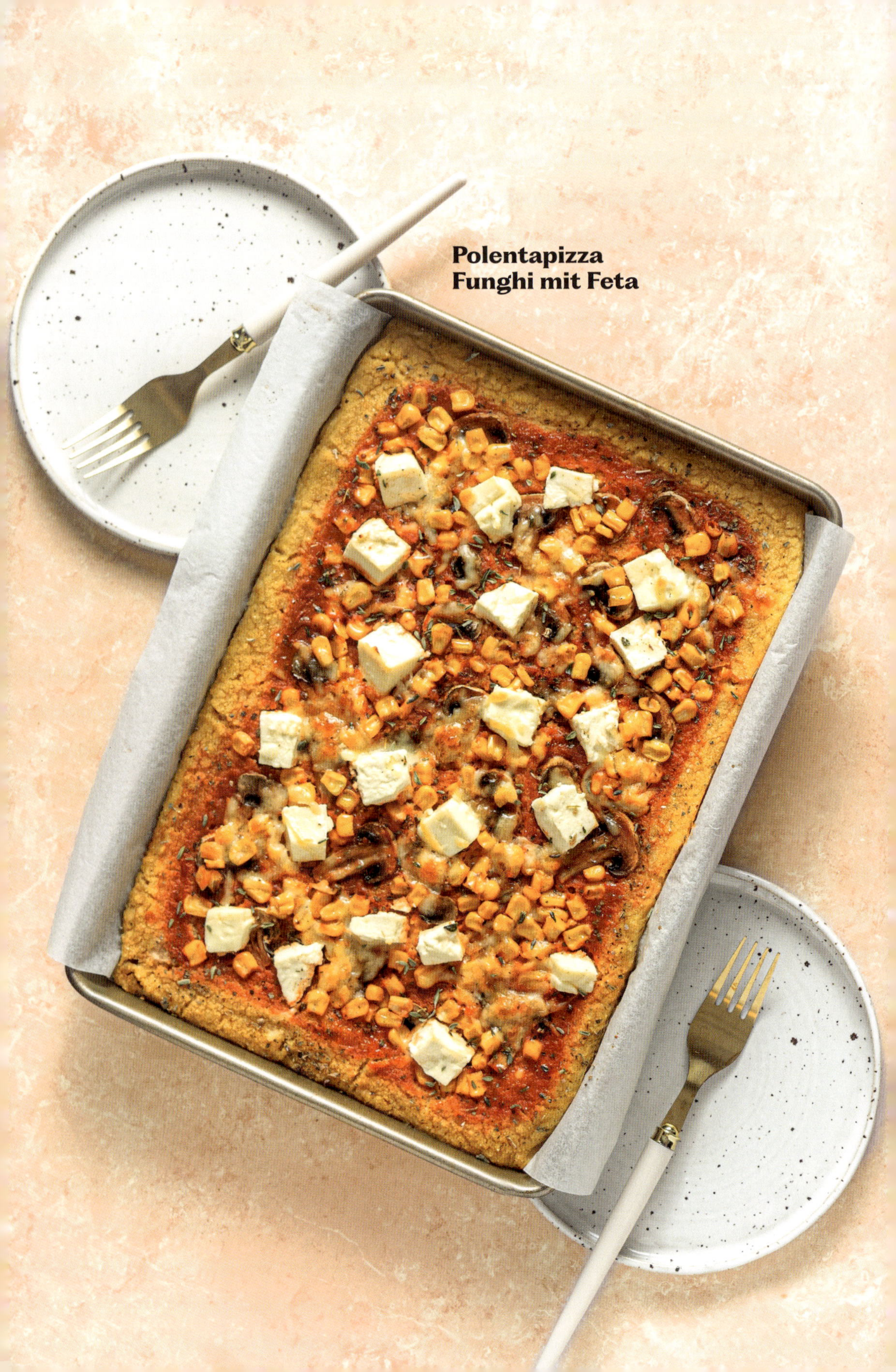

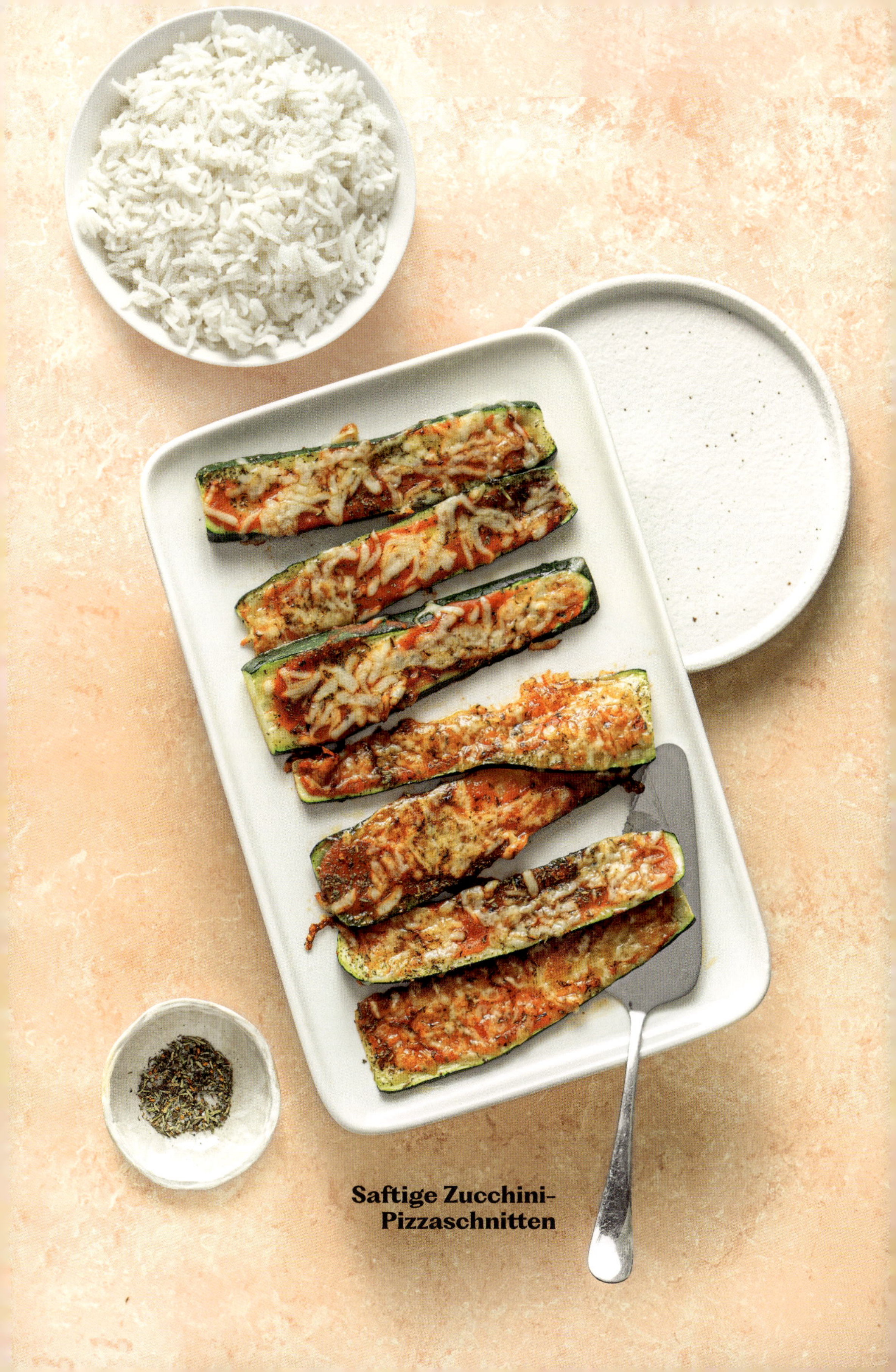

Saftige Zucchini-Pizzaschnitten

# Polentapizza Funghi mit Feta

*200 g Polenta*
*500 ml Wasser*
*1 TL Salz*
*½ TL gemahlene Koriandersamen*
*1 EL Olivenöl plus 1 Schuss Olivenöl zum Garnieren*
*100 g Champignons*
*200–300 g passierte Tomaten*
*2 TL getrocknetes Basilikum*
*200 g Mais (aus dem Glas oder aus der Dose)*
*200 g Feta (aus Schaf- oder Ziegenmilch)*
*2 EL geriebener Käse*

TIPP

***Wenn Sie gerne Fisch essen, probieren Sie Sardinen, Heringe oder Makrelen als Belag. Kaufen Sie nur Bioqualität und achten Sie beim Genuss von Fisch auf Ihre individuellen Reaktionen. Fisch ist nicht für jeden und jede Neurodermitiker:in bekömmlich.***

- → Polenta mit dem Schneebesen in das kochende Wasser einrühren und etwa 10 Minuten unter häufigem Rühren köcheln lassen. (Achtung, brennt leicht an!) Mit Salz und Koriander würzen, Olivenöl unterrühren.
- → Backblech mit Backpapier belegen, Polenta 1–2 cm dick aufstreichen und etwa 1 Stunde stehen lassen, bis die Polenta fest ist. Währenddessen Champignons in Scheiben schneiden.
- → Backofen auf 170 °C Ober-/Unterhitze vorheizen.
- → Polenta mit passierten Tomaten bestreichen und mit Basilikum bestreuen. Mais und Champignonscheiben auflegen, Feta in Würfel schneiden und ebenfalls auflegen. Mit Olivenöl beträufeln und den geriebenen Käse darüberstreuen.
- → Rund 40 Minuten im vorgeheizten Ofen backen, bis die Polentapizza leicht knusprig und das Gemüse weich ist.

**Variation**

*Ändern Sie den Belag nach Lust und Laune! Es passt so gut wie alles dazu.*

**Therapeutische Wirkung**

*Im Unterschied zu Pizza aus Mehl und Hefe, die nach TCM schwer bekömmlich ist und pathogene Feuchtigkeit erzeugt, ist Polentapizza sehr leicht verdaubar und leitet sanft Feuchtigkeit aus. Polenta ist thermisch neutral und stärkt den Magen. Achtung: Tomaten haben ein allergenes Potenzial, achten Sie auf Ihre individuelle Reaktion darauf!*

# Saftige Zucchini-Pizzaschnitten

*2 große Zucchini*
*2 EL Olivenöl*
*200–300 g passierte Tomaten*
*½ TL Salz*
*1 TL Kräuter der Provence*
*2 EL geriebener Käse*
*Kartoffeln, Polenta oder Reis als Beilage*

- Backofen auf 170 °C Ober-/Unterhitze vorheizen.
- Zucchini waschen und der Länge nach in etwa ½ cm dicke Scheiben schneiden, mit Olivenöl und passierten Tomaten bestreichen. Salzen und mit Kräutern der Provence sowie mit geriebenem Käse bestreuen. 15–30 Minuten im vorgeheizten Ofen backen, bis die Zucchini weich sind.
- Mit Kartoffeln, Polenta oder Reis servieren.

**Variation**

*Sie können diese Zucchinischnitten mit allem belegen, was Sie auch für eine Pizza verwenden, zum Beispiel Mais, Champignons und/oder Feta.*

**Therapeutische Wirkung**

*Zucchini kühlt, leitet pathogene Feuchtigkeit aus und nährt gleichzeitig die guten Körpersäfte. Damit ist sie für die hitzige und trockene Neurodermitishaut sehr gut geeignet.*

**TIPP**

***Probieren Sie dieses Rezept mit Paprika oder Melanzani (Auberginen) statt der Zucchini.***

# Dinkelpizza mit dreierlei Gemüse

*300 g helles Dinkelmehl*
*80 ml Olivenöl*
*120 ml Wasser*
*1 TL Weinsteinbackpulver*
*1 TL Salz*
*200–300 g passierte Tomaten*
*1 kleiner Brokkoli*
*1 rote Paprika*
*1 Bund frisches Basilikum*
*200 g Mais*
*2 EL Olivenöl*
*80 g geriebener Parmesan*

→ Dinkelmehl mit Olivenöl und Wasser mischen, Weinsteinbackpulver und etwas Salz zugeben. Alles vermischen und händisch oder mit der Küchenmaschine kneten, bis ein fester Teig entsteht.
→ Backofen auf 170 °C Ober-/Unterhitze vorheizen.
→ Backblech mit Backpapier auslegen, Teig darauf auswalken und mit passierten Tomaten bestreichen.
→ Brokkoli in Röschen teilen, Paprika in mundgerechte Stücke und Basilikum in Streifen schneiden.
→ Teig mit Brokkoliröschen, Paprikastücken, Basilikum und Mais belegen und mit Olivenöl beträufeln. Am Schluss mit Parmesan bestreuen.
→ Im vorgeheizten Backofen 30–40 Minuten backen und heiß servieren.

**Variation**
*Oliven und Schafkäse untermischen, alternativ auch Gemüse wie Spinat und Tomaten oder statt Basilikum Rucola verwenden.*

**Therapeutische Wirkung**
*Dinkelmehl ist oft bekömmlicher als Weizenmehl, wirkt nach TCM aber immer noch befeuchtend (ungünstig bei Ekzemen und mit Flüssigkeit gefüllten Bläschen). Servieren Sie diese Pizza deshalb nicht zu oft! Durch den Belag mit den Feuchtigkeit ausleitenden Zutaten Brokkoli, Mais und Paprika wirkt die Pizza weniger befeuchtend und baut Qi und Blut auf.*

**TIPP**

***Weinsteinbackpulver ist ein natürliches Produkt und enthält – im Gegensatz zu herkömmlichem Backpulver – kein Phosphat.***

# Polentaschnitten auf Champignon-Sauerrahm-Sauce

*200 g Polenta*
*500 ml Wasser*
*1 TL Salz*
*½ TL gemahlene Koriandersamen*
*1 EL Parmesan*
*1 EL Butter*
*2–3 EL Olivenöl zum Braten*
*250 g Champignons*
*1 TL Kräuter der Provence*
*1 Prise gemahlener Kümmel*
*1–2 EL Sauerrahm (saure Sahne)*

→ Polenta mit dem Schneebesen in kochendes Wasser einrühren und etwa 10 Minuten unter häufigem Rühren köcheln lassen, mit Salz und Koriander würzen. Parmesan untermischen, Butter unterrühren und mindestens 1 Stunde stehen lassen, bis die Polenta fest ist. Dann auf ein großes Brett oder einen Teller stürzen und in 1 cm dicke Scheiben schneiden, in 1 EL des Olivenöls braten.

→ Champignons putzen, in Scheiben schneiden und in 1–2 EL des Olivenöls weich dünsten. Mit Salz, Kräutern der Provence und Kümmel würzen. Sauerrahm unterrühren, Herdplatte abschalten und einige Minuten ziehen lassen.

→ Champignon-Sauerrahm-Sauce auf Teller verteilen, Polentaschnitten darauf anrichten und servieren.

### Variation

*Sie können den Sauerrahm auch weglassen oder die Polenta mit Tomatensauce oder Joghurt-Schnittlauch-Sauce statt mit Champignonsauce servieren. Für eine süße Variation mit Apfelmus den Parmesan und das Salz weglassen, stattdessen Kokosflocken, Rosinen und Kardamom zugeben.*

### Therapeutische Wirkung

*Champignons und andere Pilze wirken nach TCM entschleimend und kühlend. Außerdem bauen sie die guten Körpersäfte auf. Wenn man sie gut verträgt, sind sie das ideale Gemüse für die Neurodermitishaut.*

**TIPP**

***Polentaschnitten lassen sich gut vorbereiten und sind eine schnell und einfach zubereitete Grundlage für eine bekömmliche Mahlzeit. Kochen Sie die Polenta morgens auf und lassen Sie sie zugedeckt stehen. Schneiden Sie mittags oder abends ein paar Scheiben für die weitere Zubereitung ab. Der Rest kommt in den Kühlschrank als Basis für den nächsten Tag.***

# Brokkoli-Kichererbsen-Salat mit Quinoa und Feta

*75 g rote oder weiße Quinoa (alternativ Hirse)*
*200 ml Wasser plus mehr Wasser zum Blanchieren*
*200 g Brokkoli*
*Salz*
*230 g Kichererbsen (Glas)*
*Saft von ¼ Zitrone*
*100 g Naturjoghurt (3,5 %)*
*1 TL Tahin (Sesammus, alternativ Mandelmus)*
*Pfeffer*
*100 g Feta*
*Schnittlauch zum Garnieren*

→ Quinoa in einem Sieb unter heißem, fließendem Wasser abspülen. Anschließend in einem Topf mit 200 ml Wasser einmal aufkochen lassen, dann 20 Minuten bei geschlossenem Deckel köcheln lassen. Anschließend auf der ausgeschalteten Platte ausquellen lassen.

→ Inzwischen den Brokkoli waschen, die Röschen möglichst klein abtrennen und in kochendem Salzwasser 3 Minuten blanchieren. In einem Sieb mit kaltem Wasser abspülen und abtropfen lassen.

→ Die Kichererbsen aus dem Glas abgießen, abspülen und ebenfalls abtropfen lassen. Den Zitronensaft mit Joghurt und Tahin verrühren und kräftig mit Salz und Pfeffer abschmecken.

→ Die Quinoa in einer Schüssel mit den Kichererbsen und dem Dressing vermengen, dann den Brokkoli unterheben.

→ Feta klein schneiden und ebenfalls unterheben. Gewaschenen Schnittlauch in feine Ringe schneiden und über das Gericht streuen. Mit Salz und Pfeffer abschmecken und servieren.

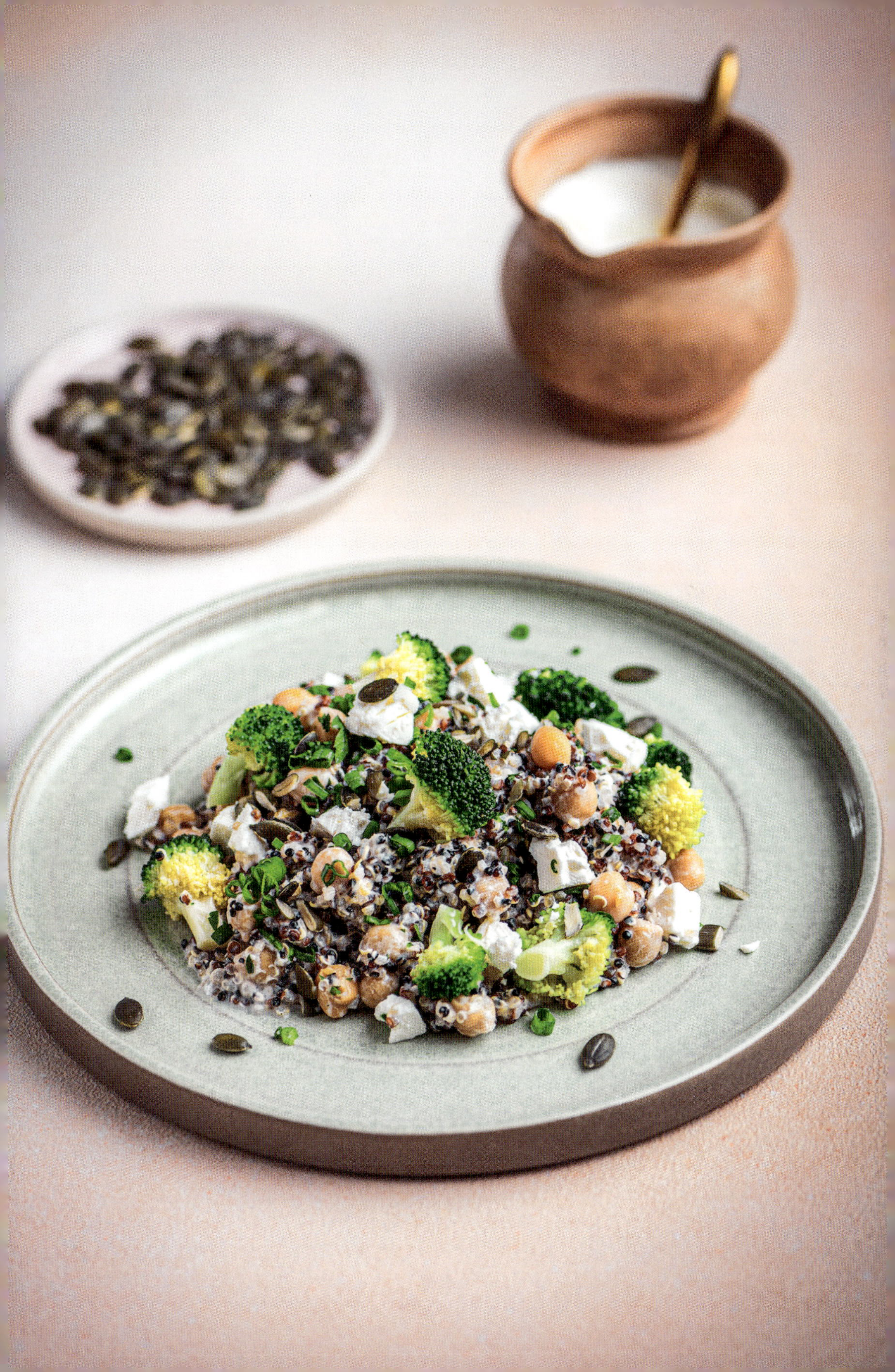

# Yin-nährender grüner Spargel auf Quinoa

*200 g grüner Spargel*
*1 EL Olivenöl*
*3–4 EL Wasser*
*200 g Quinoa*
*400 ml Wasser*
*½ TL gemahlene Koriandersamen*
*½ TL gemahlener Kümmel*
*1 TL Butter*
*2 EL frische Minzeblätter*
*3 Radieschen*

→ Spargel waschen und Enden abschneiden. In etwa 2 cm lange Stücke schneiden und im Olivenöl 5 Minuten braten. Mit 3–4 EL Wasser bei geschlossenem Deckel etwa 20 Minuten weich köcheln lassen.
→ Quinoa heiß abspülen und in frischem Wasser aufkochen lassen, mit Koriander und Kümmel würzen und etwa 15 Minuten bei geschlossenem Deckel köcheln lassen. Dann 10 Minuten ziehen lassen. Butter zur Quinoa mischen.
→ Minzeblätter grob hacken und Radieschen in Scheiben schneiden. Spargel auf Quinoa anrichten und die gehackten Minzeblätter sowie die Radieschenscheiben darüber verteilen.

**Variation**
*Statt Quinoa können Sie Polenta, Hirse oder Reis verwenden, statt Minze zum Beispiel Petersilie oder Basilikum. Zum Spargel passen kleine Tomaten (mitdünsten). Für noch mehr Geschmack Feta daruntermischen oder Parmesan hinzufügen.*

**Therapeutische Wirkung**
*Spargel nährt das Lungen-Yin (die Lunge ist nach TCM für die Haut zuständig) und wird gerne bei entzündeter und trockener Haut empfohlen. Er wirkt kühlend und sanft entgiftend.*

**TIPP**

***Grünen Spargel muss man, im Gegensatz zu weißem, nicht schälen. Kaufen Sie Spargel nur in der Saison!***

# Bunter Kurkuma-Reis mit Cashewkernen und Kresse

*200 g Basmatireis*
*400 ml Wasser*
*2 TL Salz*
*1 Prise Kurkumapulver*
*1 EL Butter*
*1 Karotte*
*½ Brokkoli*
*200 g Champignons*
*1 TL Kräuter der Provence*
*½ TL gemahlener Kümmel*
*80 ml Schlagobers (Schlagsahne) oder Mandelmus*
*1 Handvoll Cashewkerne*
*1 Handvoll frische Kresse*

→ Basmatireis in kaltem Wasser waschen, in frischem Wasser aufkochen und 15 Minuten auf kleiner Hitze weich kochen lassen. Mit 1 TL des Salzes und Kurkumapulver würzen. Dann Butter unterrühren.

→ Karotte und Brokkoli waschen, Champignons putzen, dann alles klein schneiden. Karotte und Brokkoli in wenig Wasser bei geschlossenem Deckel 10 Minuten weich kochen. Nach 5 Minuten die Champignons zugeben, mit Kräutern der Provence, Kümmel und 1 TL Salz würzen.

→ Reis und Gemüse mischen. Dann etwas Schlagobers oder Mandelmus zugeben.

→ Cashewkerne trocken in einer beschichteten Pfanne anrösten. (Achtung, verbrennen schnell!)

→ Zum Anrichten die gerösteten Cashewkerne und frische Kresse über den Gemüsereis streuen.

**Variation**

*Dieses Rezept eignet sich für jedes Gemüse. Reiben Sie zusätzlich weißen Rettich über den Reis, das ist gut für die Haut. Auch Kresse wirkt günstig bei Hautentzündungen.*

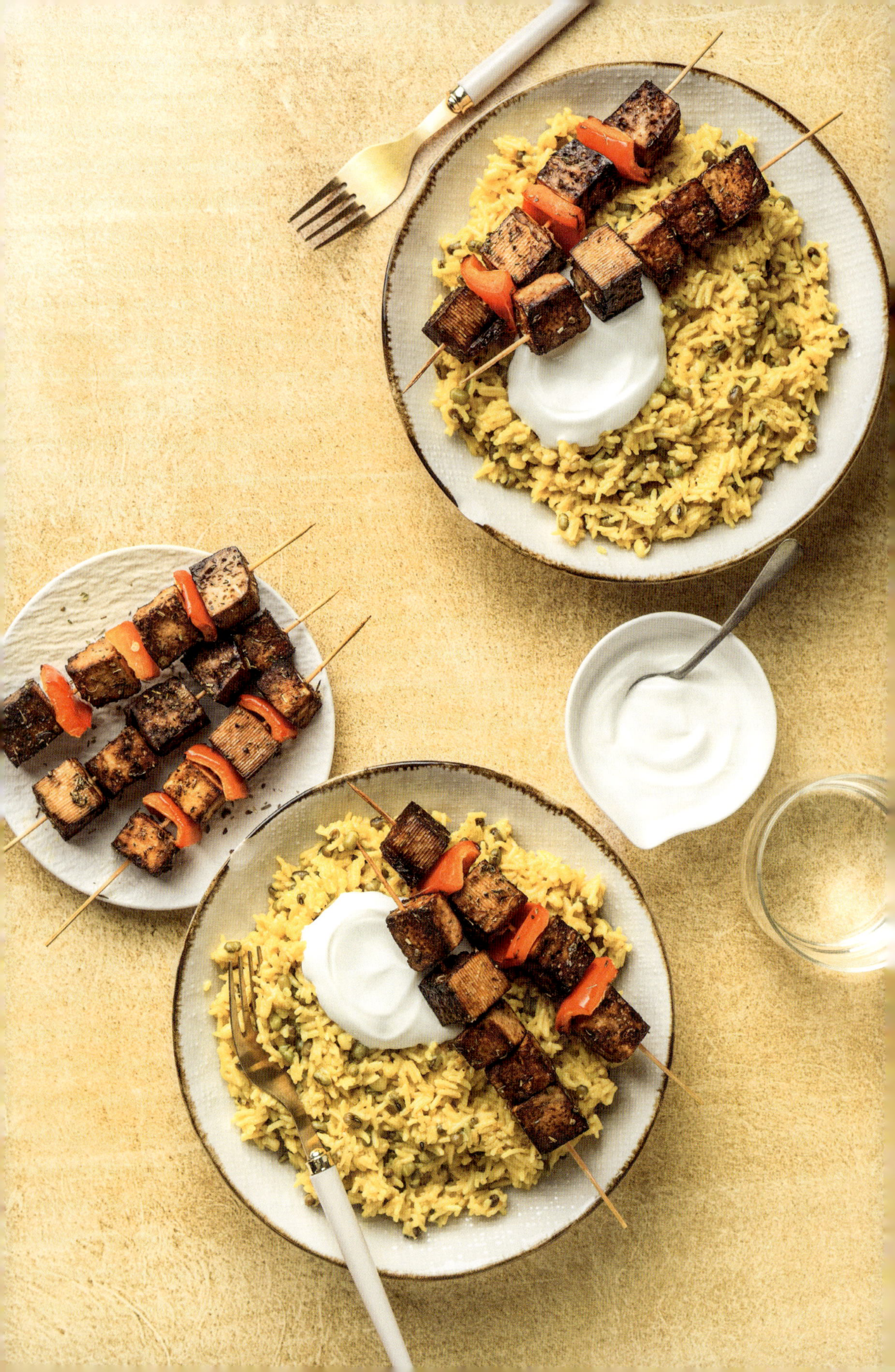

# Marinierte Tofuspieße auf Kokos-Mungbohnen-Reis

*Für den Reis*
*100 g Mungbohnen*
*200 g Basmatireis*
*400 ml Wasser*
*2 TL Salz*
*100 ml Kokosmilch*
*½ TL Kurkumapulver*
*½ TL gemahlene Koriandersamen*
*¼ TL gemahlener Kreuzkümmel*
*1 EL Butter*

*Für die Spieße*
*400 g Naturtofu*
*2 EL Olivenöl*
*1 EL Sojasauce*
*1 TL Kräuter der Provence*
*¼ TL Kurkumapulver*
*1 EL Zitronensaft*

*Für den Joghurtdip*
*250 ml Naturjoghurt*
*1 Prise Salz*
*1 EL Zitronensaft*

→ Mungbohnen über Nacht zugedeckt in reichlich Wasser einweichen.
→ Naturtofu in größere Würfel schneiden. Eine Marinade aus Olivenöl, Sojasauce, Kräutern der Provence, Kurkumapulver und Zitronensaft in einer Schüssel zubereiten und die Tofuwürfel etwa 20 Minuten darin marinieren.
→ Backofen auf 180 °C Ober-/Unterhitze vorheizen. Tofuwürfel auf Holzspieße stecken und im Backofen etwa 30 Minuten leicht knusprig backen.
→ In der Zwischenzeit Basmatireis in kaltem Wasser waschen, Mungbohnen abgießen und in den Reis mischen, alles gemeinsam aufkochen lassen, gut salzen und Kokosmilch zugeben. Mit Kurkumapulver, Koriander sowie Kreuzkümmel würzen und bei geringer Hitze zugedeckt 20 Minuten weich kochen lassen. Zuletzt Butter daruntermischen.
→ Für den Joghurtdip Joghurt mit Salz und Zitronensaft anrühren, mit den Spießen und dem Reis servieren.

**Variation**
*Mit Gemüsestücken zwischen den Tofuwürfeln wird das Gericht noch saftiger.*

**Therapeutische Wirkung**
*Tofu liefert leicht bekömmliches Eiweiß, ist geschmacksneutal und nährt nach TCM besonders das Yin, also unsere kühlende Substanz. Er wirkt sanft entgiftend und leitet Feuchtigkeit aus, etwa bei nässenden Ekzemen. Außerdem wird er bei Magenhitze empfohlen, wie etwa bei Gastritis und Sodbrennen.*

# Dinkelnudeln mit bunter Paprikasauce

*400 g Dinkelnudeln (alternativ Maisnudeln)*
*jeweils 1 rote und gelbe Paprika*
*½ grüne Paprika*
*2 EL Olivenöl*
*1 TL Kräuter der Provence*
*1 TL Salz*
*2 EL frische Kräuter nach Geschmack (z. B. Basilikum, Kresse …)*
*1 EL geriebener Parmesan*

- → Nudeln nach Anleitung kochen.
- → Rote, gelbe und grüne Paprika waschen und klein schneiden. In Olivenöl bei mittlerer Hitze etwa 10 Minuten sanft braten. Währenddessen Kräuter der Provence und Salz zugeben.
- → Frische Kräuter waschen und hacken.
- → Nudeln und Paprika mischen und nach Geschmack mit den Kräutern und Parmesan bestreuen.

**Variation**

*Paprika pürieren und mit Tomatensauce mischen. Statt Paprika kann man auch jedes andere Gemüse verarbeiten.*

**TIPP**

***Kaufen Sie Nudeln ohne Eier. Verarbeitete Eier stammen oft aus Bodenhaltung und das bedeutet Massenhaltung und keine Bioqualität. Egal ob aus Vollkorn oder Weizenmehl: Nach TCM wirken Nudeln befeuchtend. Günstiger sind bei Neurodermitis Nudeln, die nicht aus Weizen hergestellt sind. Kombinieren Sie die Nudeln mit viel Gemüse und frischen Kräutern, das erhöht ihre Bekömmlichkeit.***

# Hirse-Linsen-Laibchen mit Selleriepüree

*200 g Hirse*
*400 ml Wasser plus 350 ml für die Linsen*
*½ TL gemahlener Kümmel*
*1 TL gemahlene Koriandersamen*
*3 TL Salz*
*2 EL Butter*
*200 g rote Linsen*
*¼ TL gemahlener Kreuzkümmel*
*Dinkelmehl (bei Bedarf)*
*1 Sellerieknolle*

- Die Hirse heiß waschen und in frischem Wasser etwa 10 Minuten weich kochen. Mit Kümmel, der Hälfte des Korianders und 1 TL des Salzes würzen, dann 1 EL der Butter einrühren. Die Hirse 15 Minuten stehen lassen, bis sie relativ fest ist.
- Inzwischen rote Linsen kalt waschen und in frischem Wasser etwa 15 Minuten weich kochen. Mit Kreuzkümmel, dem restlichen Koriander und 1 TL des Salzes würzen.
- Ofen auf 180 °C Ober-/Unterhitze vorheizen, Backpapier aufs Backblech legen.
- Hirse mit Linsen mischen (sollte die Masse zu flüssig sein, etwas Dinkelmehl zufügen). Laibchen formen und auf dem Backblech etwa 25 Minuten hellgelb backen.
- Inzwischen die Sellerieknolle schälen, in Stücke schneiden und in wenig Wasser weich kochen. Dann pürieren, mit 1 TL des Salzes würzen und 1 EL der Butter zugeben.
- Die fertigen Laibchen auf Tellern anrichten und mit dem Selleriepüree servieren.

**Variation**

*Die Laibchen gelingen auch ohne Hirse, nur mit Linsen; eventuell 1–2 EL Haferflocken zum Binden in die Masse rühren. Man kann die Masse auch mit einem Ei etwas binden.*

TIPP

***Die Laibchen schmecken auch kalt. Kochen Sie eine größere Menge vor und nehmen Sie sie am nächsten Tag in die Arbeit mit. Dazu passt Hummus oder Sauerrahm als Dip.***

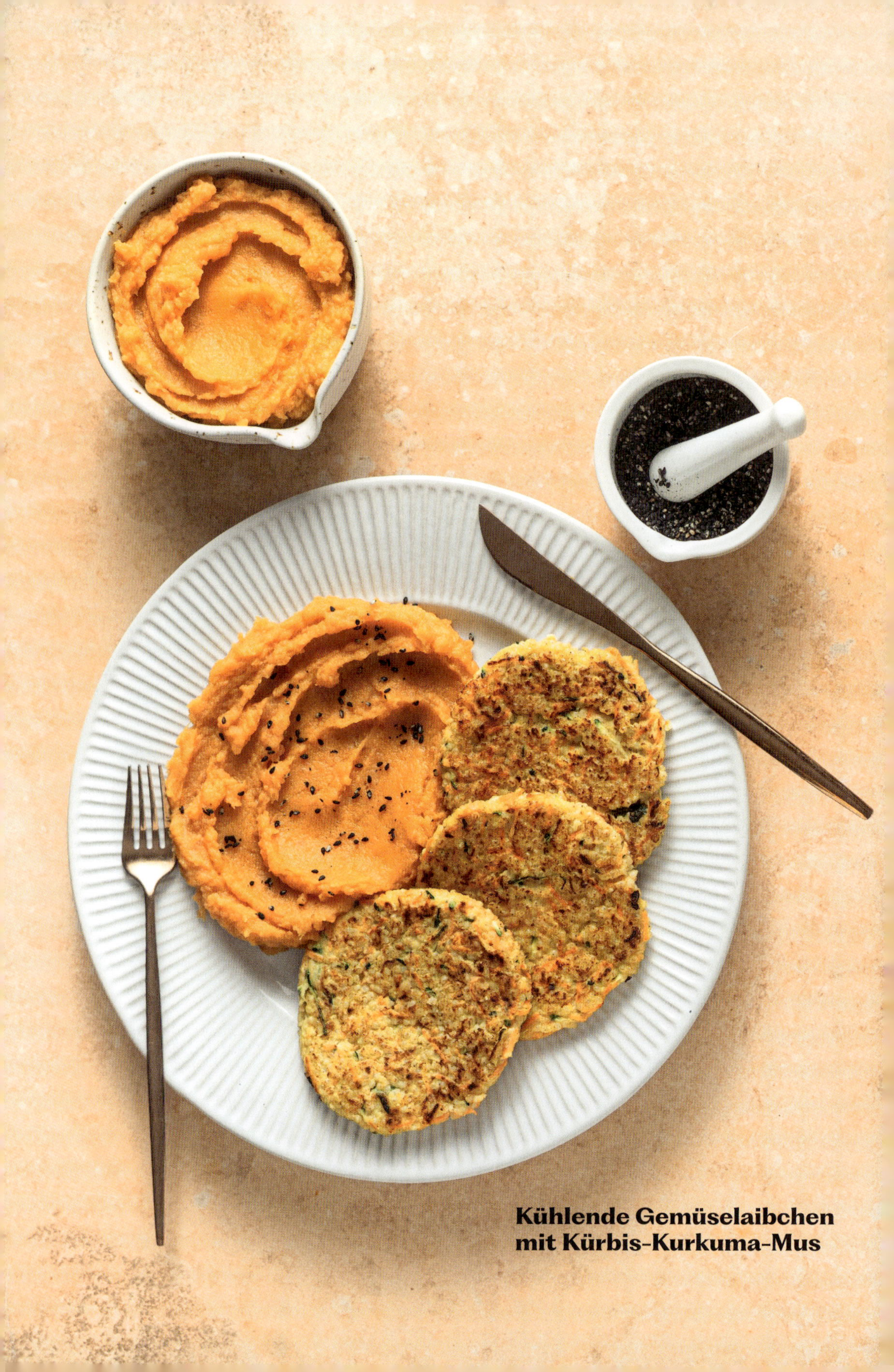

**Kühlende Gemüselaibchen mit Kürbis-Kurkuma-Mus**

## Kartoffel-Karotten-Laibchen mit Sauerrahmdip

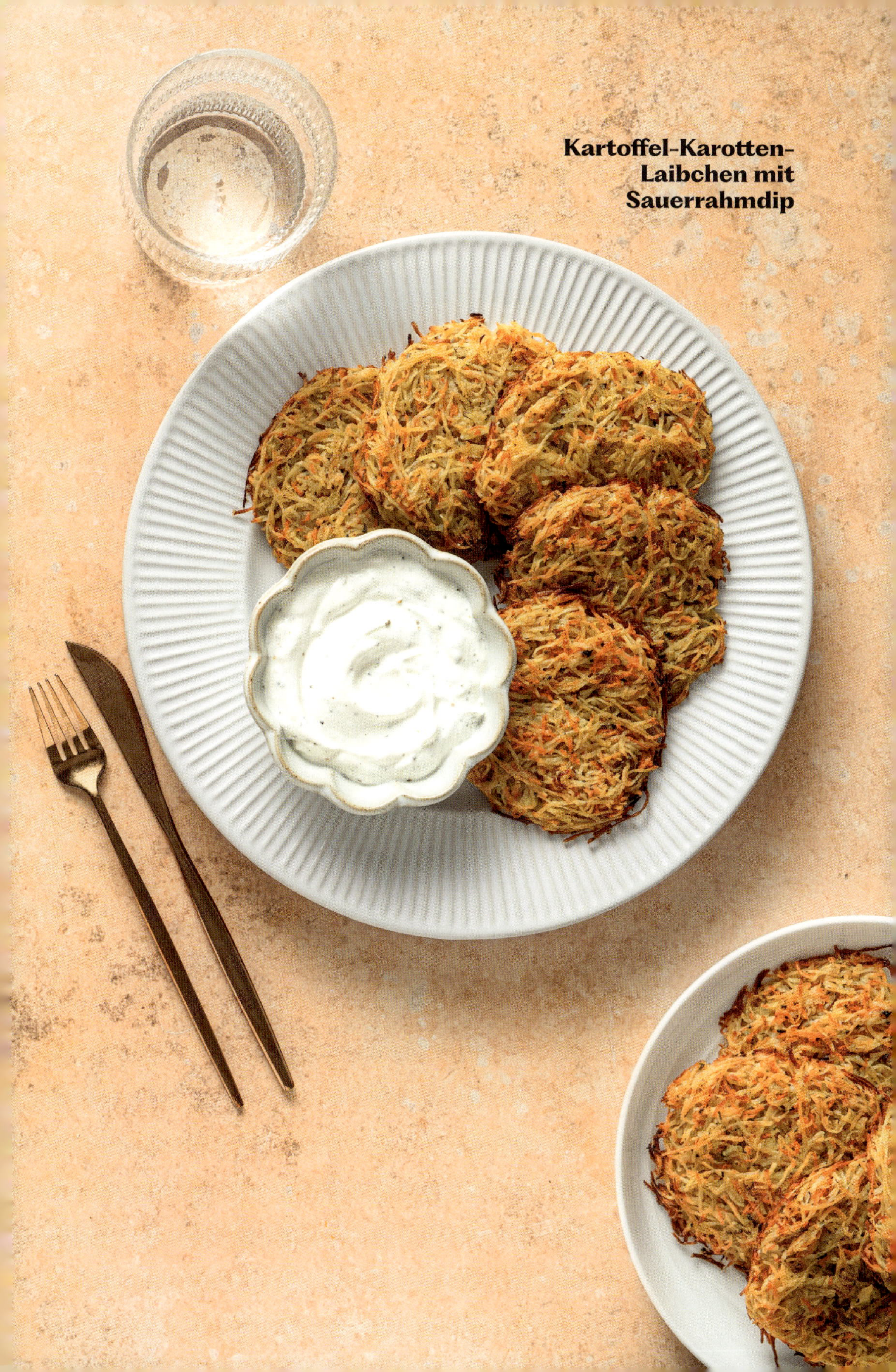

# Kühlende Gemüselaibchen mit Kürbis-Kurkuma-Mus

*Für die Laibchen*
*200 g Hirse*
*400 g Wasser*
*¼ TL gemahlener Kümmel*
*1 TL getrocknetes Basilikum*
*1 TL Salz*
*1 kleine Zucchini*
*1 Karotte*
*1 Ei*
*2–3 TL geriebener Parmesan*
*1–2 EL Butterschmalz oder Kokosfett*

*Für das Mus*
*1 mittelgroßer Hokkaidokürbis*
*¼ TL Kurkumapulver*
*¼ TL gemahlener Kreuzkümmel*
*2 TL Salz*
*1–2 EL Butter*
*1–2 TL schwarzer Sesam*

- → Hirse in heißem Wasser waschen, dann in frischem Wasser aufkochen lassen, mit Kümmel, Basilikum und Salz würzen. 15 Minuten auf kleiner Hitze weich kochen lassen, bei Bedarf Wasser nachgießen.
- → Zucchini und Karotte waschen und mit einer Küchenreibe reiben.
- → Ei verquirlen und mit Zucchini und Karotte unter die Hirse mischen. Parmesan zufügen und abschmecken. Aus der Masse mit nassen Händen Laibchen formen.
- → In einer großen beschichteten Pfanne Butterschmalz oder Kokosfett schmelzen und die Laibchen etwa 10 Minuten braten (1- bis 2-mal wenden).
- → Den Hokkaidokürbis waschen und klein schneiden, Kerne entfernen. In einem Topf knapp mit Wasser bedecken und etwa 10 Minuten weich kochen. Mit Kurkumapulver, Kreuzkümmel und Salz würzen, Butter zufügen und pürieren.
- → Schwarzen Sesam kurz in einem Mörser quetschen und über das Mus streuen. Gemeinsam mit den Laibchen anrichten.

**Variation**
*Verwenden Sie Feta statt Parmesan oder mischen Sie Sonnenblumenkerne darunter. Wenn Sie die Laibchen im Ofen bei 170 °C Ober-/Unterhitze zubereiten, sind sie noch bekömmlicher.*

**Therapeutische Wirkung**
*Hirse ist sanft kühlend, stärkt das Qi und das Yin und leitet Feuchtigkeit aus. Damit ist sie besonders günstig bei nässenden Ekzemen oder mit Flüssigkeit gefüllten Bläschen sowie anderen Merkmalen von Feuchtigkeit. Hirse stärkt außerdem die Verdauung (Milz-Qi), ist glutenfrei und leicht bekömmlich. Sie fördert gesunde Haare, Nägel und Zähne.*

**TIPP**

***Hirse lässt sich gut vorbereiten. Stellen Sie die gekochte Hirse in den Kühlschrank, wo sie sich 3 Tage hält. Übrigens bindet die Hirse die Laibchen auch ohne Ei.***

# Kartoffel-Karotten-Laibchen mit Sauerrahmdip

*Für die Laibchen*
*7 mittelgroße Kartoffeln*
*3 Karotten*
*1–2 EL geriebener Parmesan*
*½ TL getrocknetes Basilikum*
*½ TL gemahlener Kümmel*
*2 TL Salz*

*Für den Sauerrahmdip*
*200 ml Sauerrahm (saure Sahne)*
*Gewürze und Kräuter nach Geschmack*

- Kartoffeln und Karotten schälen und fein reiben. Beides mischen, überschüssige Flüssigkeit abgießen und Parmesan zufügen. Mit Basilikum und Kümmel würzen, dann salzen.
- Backofen auf 180 °C Ober-/Unterhitze vorheizen, ein Backblech mit Backpapier belegen.
- Mit einem Löffel Laibchen formen und auf dem vorbereiteten Backblech verteilen. Laibchen flach drücken und etwa 40 Minuten backen, bis sie leicht knusprig sind.
- Dazu passt ein Sauerrahmdip (pur oder mit Gewürzen und Kräutern nach Geschmack gemischt).

**Variation**

*Wenn man die Kartoffeln grob reibt, werden die Laibchen noch knuspriger. Nehmen Sie statt Parmesan auch einmal Fetawürfel. Oder probieren Sie einen geriebenen Apfel statt der Karotten beziehungsweise Apfelmus statt des Sauerrahmdips.*

# Bunte Gemüsefrittata mit frischen Kräutern und Feta

*350 g gemischtes Gemüse (Zucchini, Karotten, Kürbis, Mais, Erbsen, Tomaten ...)*
*1 EL Olivenöl*
*Frische Küchenkräuter nach Belieben (Kräuter der Provence, Thymian, Petersilie, Kresse ...)*
*5 Eier*
*1 TL Salz*
*150 g Feta*

- Backofen auf 200 °C Ober-/Unterhitze vorheizen.
- Das gemischte Gemüse schälen, waschen und in mundgerechte Stücke schneiden. Dann in einer großen ofenfesten Pfanne in Öl bei mittlerer Hitze sanft braten.
- Küchenkräuter hacken und mit Eiern und Salz in einer Schüssel verrühren. Die Masse in die Pfanne über das Gemüse gießen, gleichmäßig verteilen und kurz stocken lassen. Feta über die Masse bröseln und die Pfanne ins Backrohr schieben. Die Gemüsefrittata 20–25 Minuten backen.

TIPP

***Verwenden Sie nicht mehr als 3 verschiedene Gemüsesorten, denn für die Verdauung gilt wie auch die Haut: Weniger ist mehr!***

***Dieses Frittatarezept kann man auch in Gemüsemuffins umwandeln. Dazu einfach die Ei-Gemüse-Masse in Muffinförmchen füllen, die einzelnen Muffins mit Feta bestreuen und ab ins Rohr. Ein idealer TCM-Snack to go!***

# Qi-nährender Sardinen-Kartoffel-Auflauf

*2 kg Kartoffeln*
*2 l Wasser*
*100 g Sauerrahm (saure Sahne)*
*1 TL Kräuter der Provence*
*½ TL gemahlener Kümmel*
*2 TL Salz*
*1 Dose Sardinen (Bioqualität)*
*1 Prise Kurkumapulver*
*1–2 EL geriebener Parmesan*

→ Kartoffeln in Wasser weich kochen und dann schälen. Anschließend in dünne Scheiben schneiden oder mit der Gabel zerdrücken. In einer Auflaufform (oder auf einem Backblech) verteilen und mit dem Sauerrahm vermischen. Mit Kräutern der Provence, Kümmel und Salz würzen.
→ Backofen auf 180 °C Ober-/Unterhitze vorheizen.
→ Sardinen in ein Sieb abgießen, abtropfen lassen und dann mit den Kartoffeln vermischen. Mit Kurkumapulver und Parmesan nach Geschmack bestreuen und etwa 30 Minuten im vorgeheizten Ofen backen.

**Variation**

*Klein geschnittene Champignons, Zucchini (müssen zuvor nicht gekocht werden) oder Mais aus der Dose hinzufügen und/oder gehackte Petersilie oder in Streifen geschnittenes Basilikum daruntermischen.*

**Therapeutische Wirkung**

*Sardinen nähren nach TCM das Qi und das Blut und leiten pathogene Feuchtigkeit aus, thermisch sind sie neutral. Achten Sie beim Kauf auf Bioqualität, da Fische durch die Verschmutzung der Gewässer oft stark belastet sind. Die in fettem Fisch enthaltenen Omega-3-Fettsäuren sind günstig für Herz und Hirn. Die Verträglichkeit für die Haut ist individuell sehr unterschiedlich. Probieren Sie es am besten erst mal mit einer kleinen Menge aus.*

TIPP

***Diese Speise lässt sich sehr gut vorbereiten. Kartoffeln einfach vorher kochen und dann bei Bedarf für den Auflauf verwenden.***

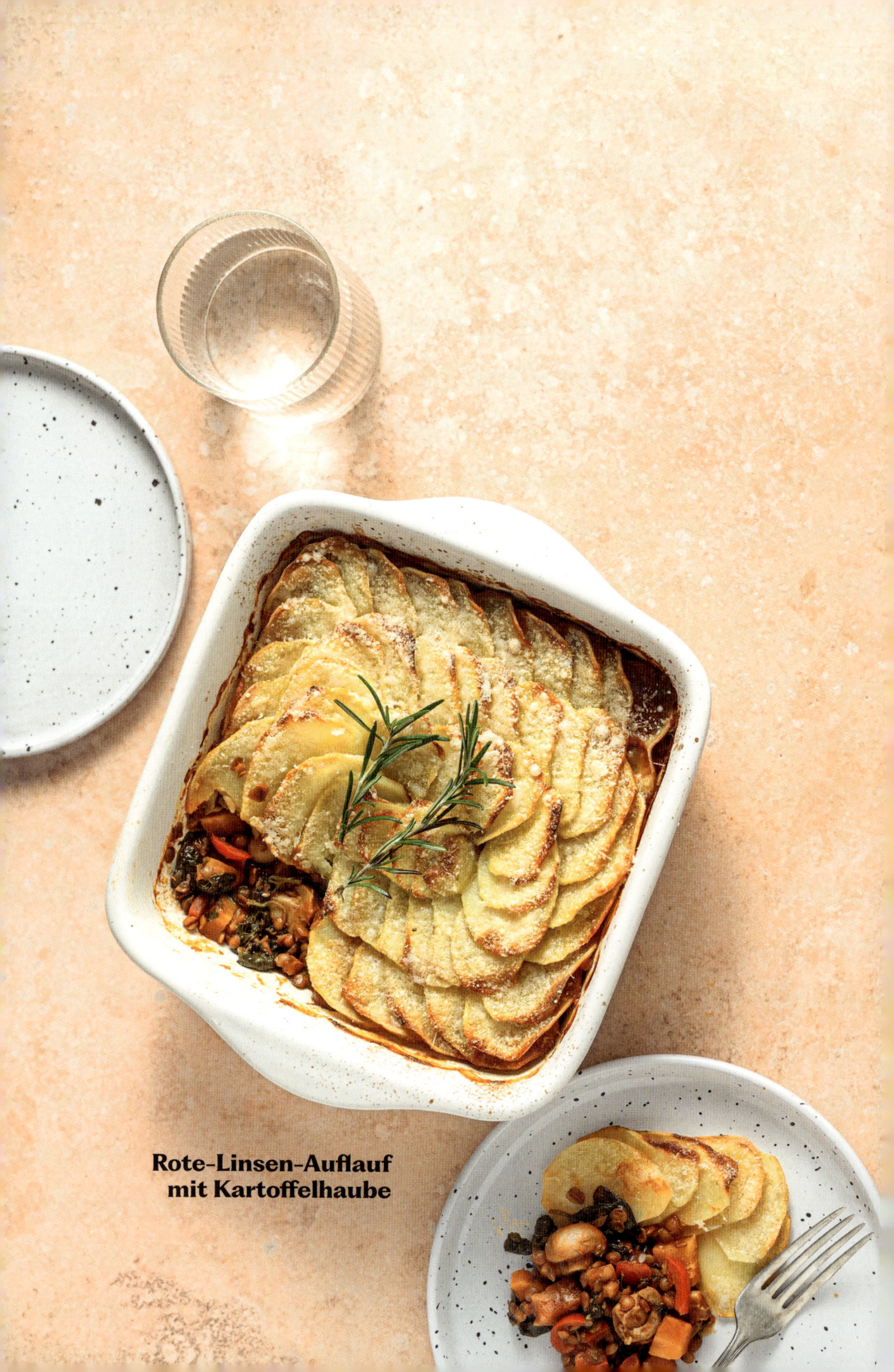

**Rote-Linsen-Auflauf mit Kartoffelhaube**

# Ofenkarfiol

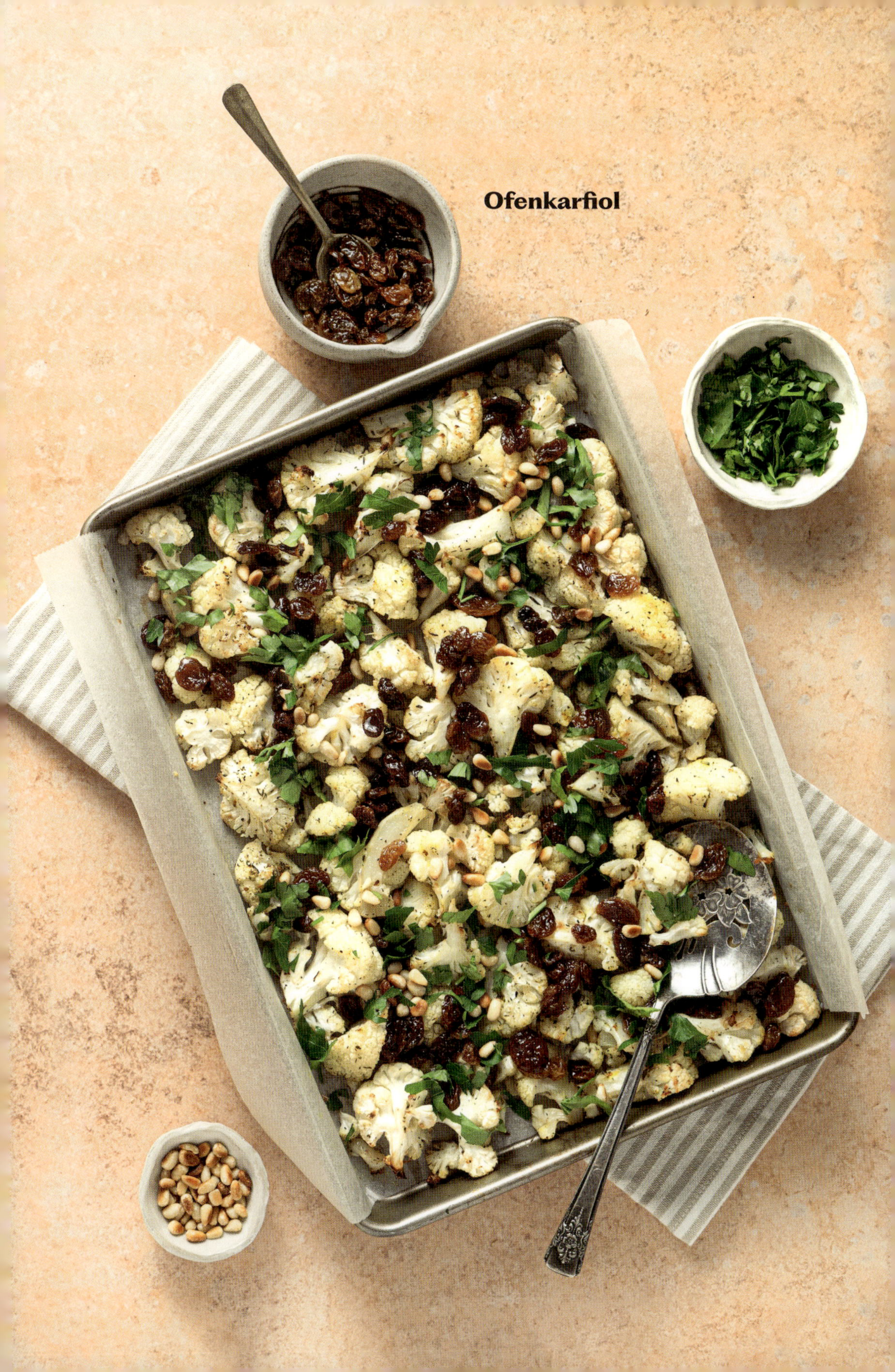

# Rote-Linsen-Auflauf mit Kartoffelhaube

*2 Karotten*
*1 Paprika*
*150 g Champignons*
*2 EL Öl*
*2 Ofenkartoffeln*
*400 g Linsen (aus der Dose)*
*1 TL gemahlene Bockshornkleesamen*
*1 TL edelsüßes Paprikapulver*
*Salz*
*225 ml Wasser*
*2 EL Tomatenmark*
*35 ml Sojasauce*
*frische Petersilie*
*50 g Babyspinat*
*1 EL Butter*
*100 g geriebener Hartkäse (lang gereift, z. B. Bergkäse, Parmesan, Cheddar)*
*Rosmarinzweige*

→ Backofen auf 200 °C Heißluft vorheizen.
→ Karotte und Paprika würfelig schneiden, Champignons je nach Größe vierteln oder achteln. Anschließend in einem großen Topf in Öl bei mittlerer Hitze etwa 10 Minuten braten.
→ Währenddessen die Kartoffeln in dünne Scheiben schneiden.
→ Linsen in einem Sieb mit kaltem Wasser abspülen, bis dieses klar hindurchfließt. Dann die Linsen mit den Gewürzen (Bockshornkleesamen, Paprikapulver, Salz) in den Topf geben und mit Wasser ablöschen. Mit Tomatenmark, Sojasauce und Salz abschmecken.
→ Die Petersilie hacken, zusammen mit dem Babyspinat untermischen und abgedeckt alles 3 Minuten köcheln lassen.
→ Gemüse aus dem Topf in eine Auflaufform füllen, Kartoffelscheiben darüberschichten, Butter darüber verteilen und 20 Minuten backen. Nach der Backzeit geriebenen Käse über die Kartoffelscheiben streuen und mit der Grillfunktion im Backofen noch 5 Minuten gratinieren.
→ Mit Rosmarin garnieren und genießen.

# Ofenkarfiol

*1 Karfiol (Blumenkohl)*
*1 TL Kräuter der Provence*
*3 EL Olivenöl*
*2 TL Salz*
*1 EL Zitronensaft*
*1 Handvoll Rosinen*
*2 EL Pinienkerne*
*2 EL frische Petersilie*

- → Backofen auf 180 °C Ober-/Unterhitze vorheizen, ein Backblech mit Backpapier belegen.
- → Karfiol waschen, dann in Röschen und Stücke teilen. Den Karfiol auf dem vorbereiteten Backblech mit Kräutern der Provence würzen und 2 EL des Olivenöls darüberträufeln. Salzen und etwa 35 Minuten im Ofen backen, dazwischen einmal umrühren.
- → Inzwischen aus Zitronensaft, Rosinen und dem restlichen Olivenöl eine Sauce bereiten.
- → Pinienkerne kurz trocken in einer Pfanne rösten (Achtung, das geht schnell!) und Petersilie hacken.
- → Den fertigen Karfiol mit der Sauce, den Pinienkernen und Petersilie anrichten.

**Variation**
*Probieren Sie Brokkoli statt Karfiol oder Cashewkerne statt der Pinienkerne.*

**Therapeutische Wirkung**
*Karfiol (Blumenkohl) ist laut TCM kühlend, baut Qi auf und leitet Feuchtigkeit aus, etwa bei nässenden Ekzemen oder Verschleimung der Lunge. Durch seine weiße Farbe stärkt er besonders die Lunge, die für eine gesunde Haut zuständig ist. Achtung bei schwacher Verdauung! Da kann Karfiol schwer bekömmlich sein.*

**TIPP**

***Erhitzen Sie Olivenöl nicht über 180 °C, da es sonst toxisch wird. Für höhere Temperaturen eignen sich Kokosfett und Butterschmalz.***

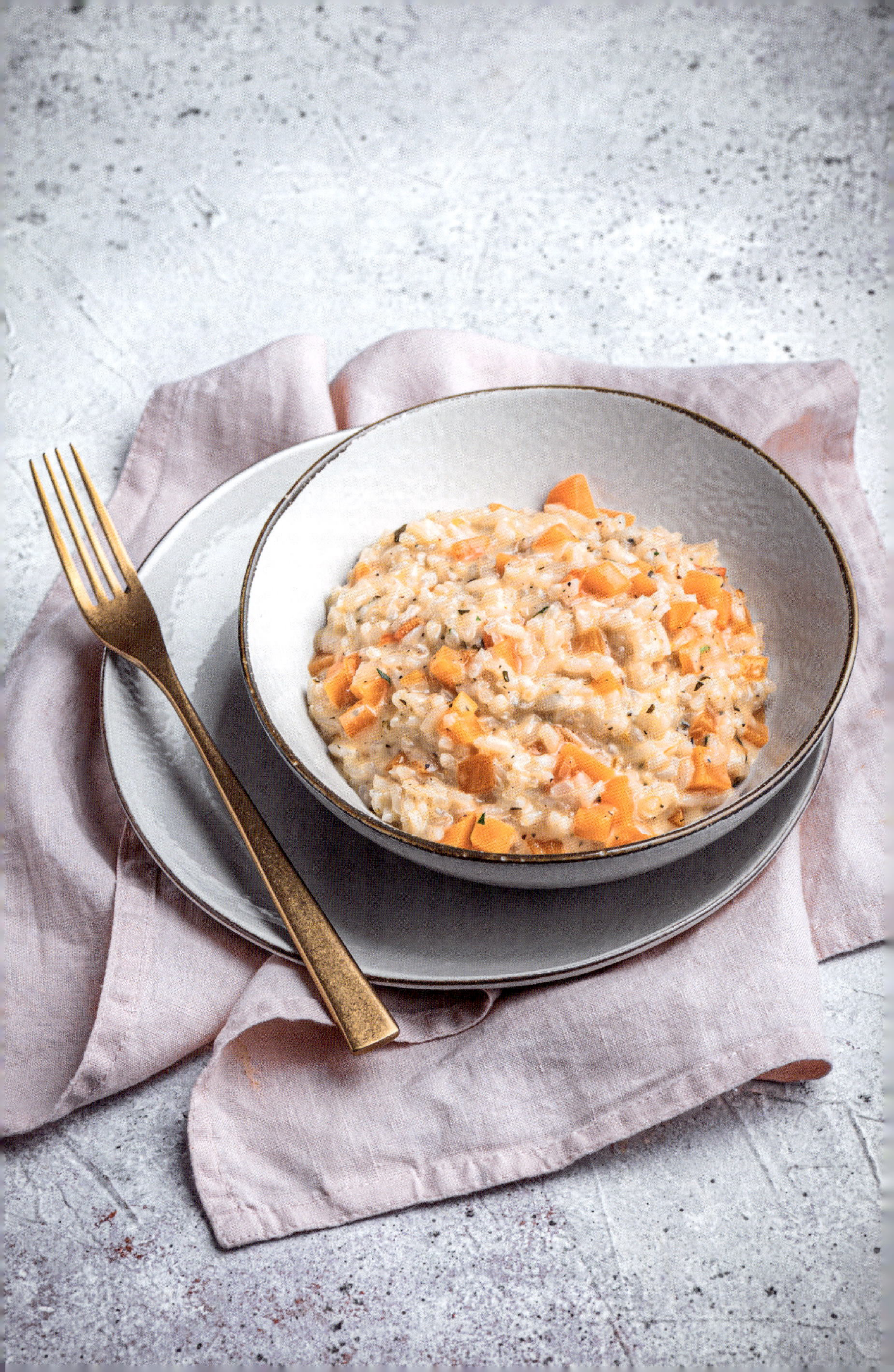

# Kürbisrisotto mit Bockshornkleesamen und Kurkuma

*200 g Risottoreis*
*2 EL Butter*
*600 ml Gemüsebrühe*
*¼ TL gemahlener Kreuzkümmel*
*¼ TL Kurkumapulver*
*¼ TL gemahlene Bockshornkleesamen*
*¼ TL gemahlener Kümmel*
*¼ TL gemahlene Koriandersamen*
*3 TL Salz*
*1 mittelgroßer Hokkaidokürbis*
*1 EL Butter*
*100 ml Wasser*
*2 EL geriebener Parmesan*

*Optional*
*3 EL geröstete Kürbiskerne*

→ Risottoreis waschen, in Butter glasig dünsten, nach und nach die Gemüsebrühe zugießen. Mit Kreuzkümmel, Kurkumapulver, Bockshornklee, Kümmel und der Hälfte vom Koriander würzen, dann mit 1 TL des Salzes abschmecken.
→ Hokkaidokürbis waschen, halbieren und die Kerne entfernen, dann in kleine Stücke schneiden (schälen ist nicht notwendig). Kürbisstücke in Butter sanft braten und mit restlichem Koriander und den übrigen 2 TL Salz würzen. Nach 5 Minuten Wasser zugießen und bei geschlossenem Deckel 10 Minuten weich dünsten lassen.
→ Gerösteten Kürbis und Parmesan unter den Reis mischen und nach Geschmack mit Kürbiskernen bestreut servieren.

**Variation**
*Risotto können Sie auch mit anderen Gemüsearten wie Zucchini oder Brokkoli zubereiten. Wenn es schnell gehen soll, kann man auch Basmatireis oder Jasminreis verwenden.*

**TIPP**

***Statt der Gemüsebrühe können Sie Wasser verwenden und ein kleines Stück geschälte Sellerieknolle mitkochen.***

# Stärkendes Mangold-Linsen-Curry

*200 g rote oder gelbe Linsen*
*300 ml Wasser*
*¼ TL Kurkumapulver*
*½ TL gemahlene Kreuzkümmel*
*½ TL gemahlene Koriandersamen*
*200 ml Kokosmilch (aus der Dose)*
*2 TL Salz*
*300 g Basmatireis*
*250 g Mangold*

→ Linsen in kaltem Wasser waschen und in frischem Wasser aufkochen lassen. Kurkumapulver, Kreuzkümmel und Koriander zugeben. Nach 5 Minuten Kochzeit die Kokosmilch zugeben und 15 Minuten sanft köcheln lassen, zum Schluss mit 1 TL des Salzes würzen.
→ Basmatireis nach Packungsanleitung kochen.
→ Mangold waschen und schneiden (auch den Stiel). Mit wenig Wasser bei geschlossenem Deckel etwa 10 Minuten weich köcheln lassen, mit dem restlichen Salz würzen und aus dem Sud nehmen. Mangold unter die Linsen mischen.
→ Linsen-Mangold-Curry mit dem Reis auf Tellern anrichten und genießen.

**Variation**
*Je nach Jahreszeit und saisonalem Angebot können Sie auch andere Gemüsearten wie Brokkoli oder Karotten verwenden.*

**Therapeutische Wirkung**
*Mangold ist ein Frühlingsgemüse. Nach TCM stärkt er vor allem das Blut (gut gegen Trockenheit) und kühlt Bluthitze. Ebenso wirkt auch Spinat.*

**TIPP**

***Waschen Sie Gemüse immer gründlich, auch Biogemüse. Tiefgekühlter Blattspinat hat nicht dieselbe Wirkung wie frischer Spinat und sollte nur in Ausnahmefällen verwendet werden.***

# Bohneneintopf mit Karotten-Kürbis-Gemüse

*1 kleiner Hokkaidokürbis*
*3 große Karotten*
*250 ml Wasser*
*½ TL gemahlene Koriandersamen*
*¼ TL gemahlener Kreuzkümmel*
*½ TL Majoran*
*200 ml Kokosmilch*
*1 TL Salz*
*100 g Kidneybohnen (aus der Dose)*
*Reis als Beilage*

→ Hokkaidokürbis waschen, mit einem scharfen, großen Messer in Stücke schneiden (schälen ist nicht notwendig) und Kerne entfernen. Karotten waschen und in größere Stücke schneiden. Beides mit Wasser in einem großen Topf aufkochen lassen und mit Koriander, Kreuzkümmel und Majoran würzen. Nach 10 Minuten mit der Kokosmilch aufgießen und bei geschlossenem Deckel weitere 10 Minuten weich dünsten. Herdplatte ausschalten und ausreichend salzen.

→ Kidneybohnen abtropfen lassen, in einem Sieb waschen und dem Gemüse beifügen. Mit einem Pürierstab einige Gemüsestücke und Bohnen pürieren, damit die Sauce cremiger wird (gleich im großen Topf oder in einem separaten Gefäß).

→ In einem weiteren Topf Reis kochen und zum Eintopf servieren.

**Variation**

*Mit Ofenkartoffeln statt Reis zubereiten. Im Sommer Zucchini, Paprika und Tomaten statt Kürbis und Karotten verwenden.*

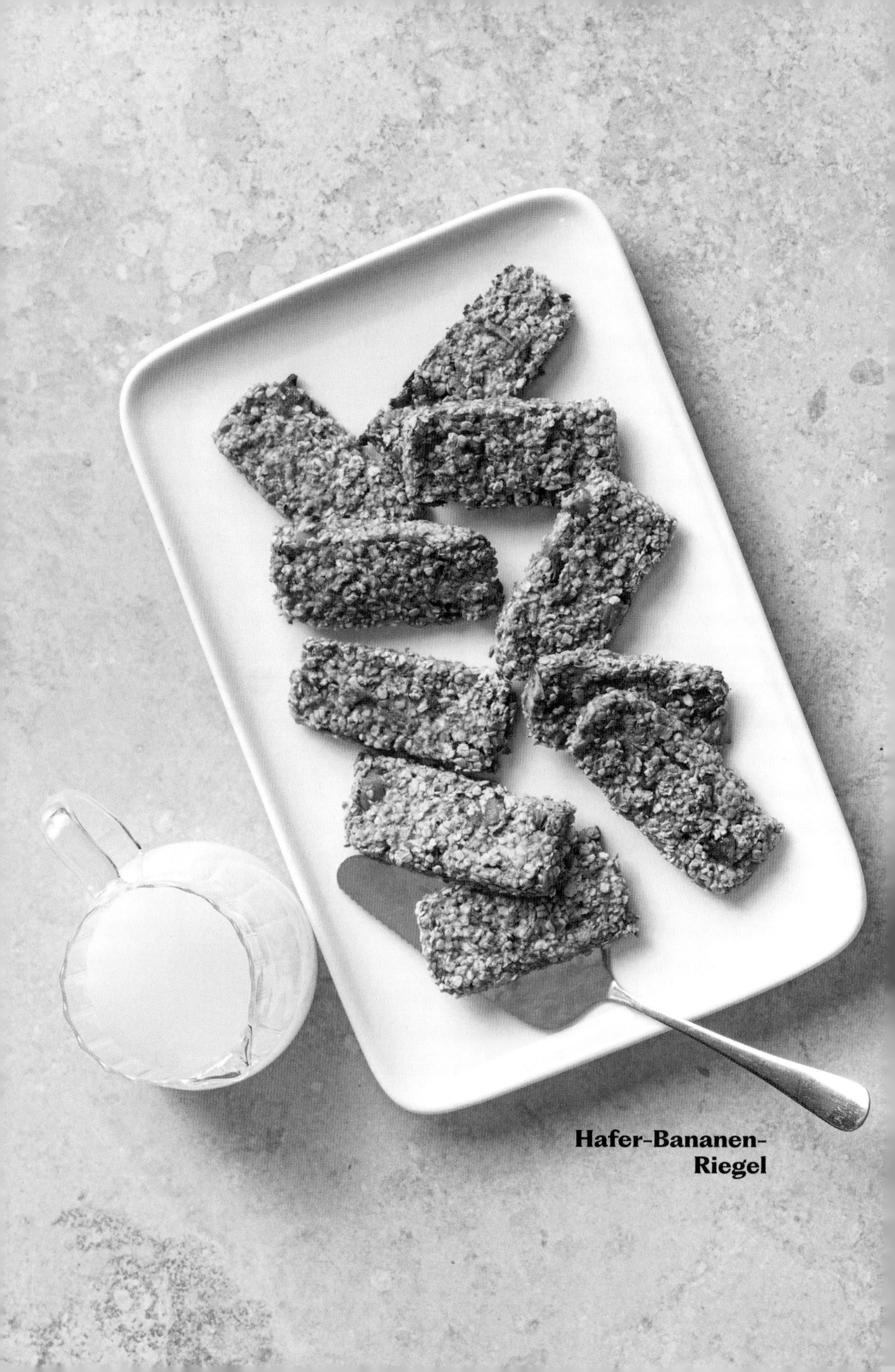

## Hafer-Bananen-Riegel

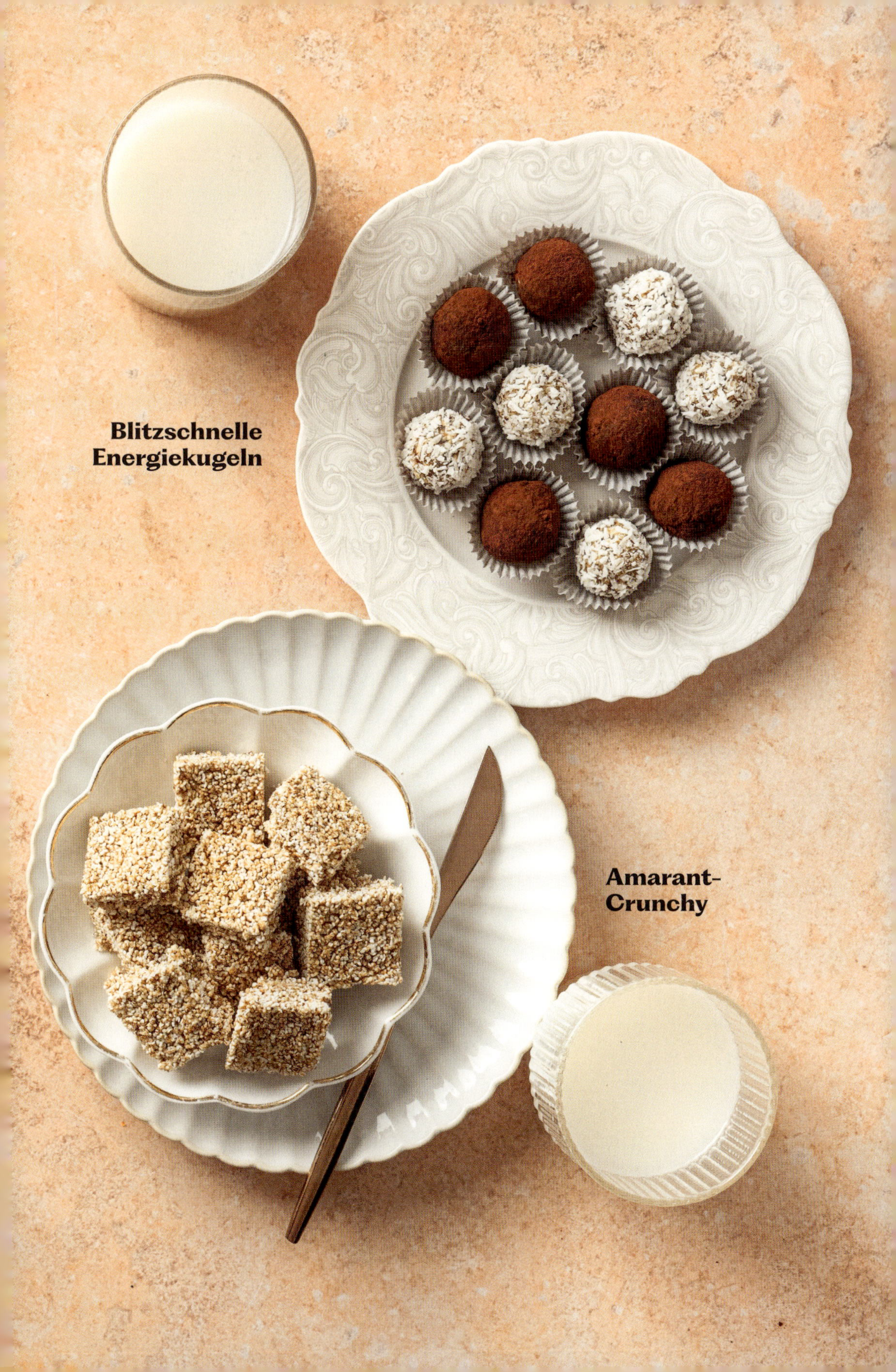

**Blitzschnelle Energiekugeln**

**Amarant-Crunchy**

# Hafer-Bananen-Riegel

*1 weiche Banane*
*1 kleiner Apfel*
*120 g feinblättrige Haferflocken*
*4 Trockenaprikosen*

TIPP

***Die Zutaten dieses Rezepts lassen sich auch zu Keksen verarbeiten: Statt der Riegelform kleine Häufchen auf dem Backpapier platzieren und mit Schokostreuseln dekorieren.***

- → Backofen auf 170 °C Ober-/Unterhitze vorheizen, ein Backblech mit Backpapier belegen.
- → Banane mit dem Pürierstab pürieren, Apfel fein reiben und zugeben, Trockenaprikosen klein schneiden und gemeinsam mit den Haferflocken untermischen.
- → Mit einem Löffel 10 Portionen in Riegelform auf das vorbereitete Backblech auftragen und 25 Minuten im vorgeheizten Ofen backen.
- → In einer verschließbaren Box im Kühlschrank aufbewahren.

**Variation**

*Probieren Sie auch Datteln, Rosinen oder andere Trockenfrüchte statt der Aprikosen oder zusätzlich zu diesen.*

# Blitzschnelle Energiekugeln

*6 Datteln*
*3 EL gemahlene Mandeln*
*3 EL kleinblättrige Haferflocken*
*1 EL Apfelsaft (oder Wasser)*
*1 EL Mandelmus*
*100 g Kokosflocken oder 50 g Kakaopulver (nach Geschmack) zum Wälzen*

- → Datteln mit Wasser bedecken und etwa 30 Minuten einweichen, dann klein schneiden und mit den Mandeln sowie den Haferflocken mischen. Apfelsaft zugeben und mit Mandelmus mischen.
- → Mit feuchten Händen etwa 10 kleine Kugeln aus der Masse formen, nach Geschmack in Kokosflocken oder Kakaopulver wälzen. Im Kühlschrank aufbewahren.

# Amarant-Crunchy

*1 EL Butter*
*1 EL Mandelmus*
*2 EL Honig*
*200 g gepuffter Amarant*

→ Butter und Mandelmus in einer großen beschichteten Pfanne bei mittlerer Temperatur schmelzen, Honig zugeben und 2 Minuten bei niedriger Temperatur sanft erhitzen.
→ Backofen auf 90 °C Ober-/Unterhitze vorheizen, Backblech mit Backpapier belegen.
→ Amarant vorsichtig unter die Butter-Mandelmus-Masse mischen und die Masse 3 Minuten weitererhitzen. Dann 2 cm dick auf das vorbereitete Backblech streichen.
→ Im vorgeheizten Ofen etwa 30 Minuten knusprig backen.

**Variation**
*Sie können die Crunchy-Masse zerbröseln oder in Riegel schneiden – beides schmeckt vorzüglich und ist sehr bekömmlich. Statt im Ofen können Sie den Crunchy auch in der Pfanne zubereiten und warm genießen oder die Masse auf einen Teller streichen und für mindestens 15 Minuten in den Kühlschrank stellen. So wird sie auch fest und kann in größere Stücke geschnitten werden.*

**Therapeutische Wirkung**
*Dieser Crunchy ist sehr nahrhaft. Achten Sie auf Ihre Verdauung und essen Sie nicht zu viel davon, weil er in zu großer Menge Feuchtigkeit erzeugt.*

# Geröstete Kichererbsen

*250 g Kichererbsen (aus der Dose)*
*1 TL Salz*
*1 EL Olivenöl*

→ Backofen auf 200 °C Ober-/Unterhitze vorheizen, Backblech mit Backpapier auslegen.
→ Kichererbsen abwaschen, abtropfen lassen und trocken tupfen. Auf das vorbereitete Backblech legen und etwa 30 Minuten im Ofen backen.
→ Salzen und eventuell mit etwas Olivenöl mischen.

**Variation**

*Dieses Rezept funktioniert auch mit Kidneybohnen oder weißen Bohnen. Sie können auch Gewürze nach Geschmack hinzufügen, zum Beispiel getrocknete Kräuter oder Kreuzkümmel.*

**Therapeutische Wirkung**

*Die gerösteten Kichererbsen lassen sich gut vorbereiten und in einem verschließbaren Gefäß aufbewahren (das Fett in dem Fall besser weglassen) und sind ein perfekter Ersatz für salzige Knabbereien. Geröstete und gesalzene Nüsse und Kerne erzeugen nämlich Feuchte Hitze, eine Ursache für viele Krankheiten in der TCM. Feuchte Hitze ist auch an Neurodermitis beteiligt.*

# Hummus

*200 g Kichererbsen (aus der Dose)*
*2 TL Salz*
*frische Petersilie (nach Geschmack)*
*2 EL Olivenöl*
*¼ TL gemahlener Kreuzkümmel*
*½ TL gemahlene Koriandersamen*
*1 EL Zitronensaft*
*1 EL Sesammus (Tahini) oder Mandelmus*

→ Kichererbsen abtropfen lassen und abwaschen, in ein Gefäß zum Pürieren geben und gut salzen.
→ Petersilie hacken und mit Olivenöl, Kreuzkümmel, Koriander, Zitronensaft und Sesammus den Kichererbsen beimengen.
→ Alles gründlich pürieren. Falls die Masse zu trocken ist, noch etwas Olivenöl zugeben.

**Variation**
*Frische Kräuter nach Geschmack zugeben und gemeinsam pürieren, zum Beispiel Koriander, Dille oder Minze.*

TIPP

***Dieser Aufstrich ist mit Knäckebrot ein guter Snack. In einem Schraubglas abgefüllt hält sich Hummus im Kühlschrank mehrere Tage.***

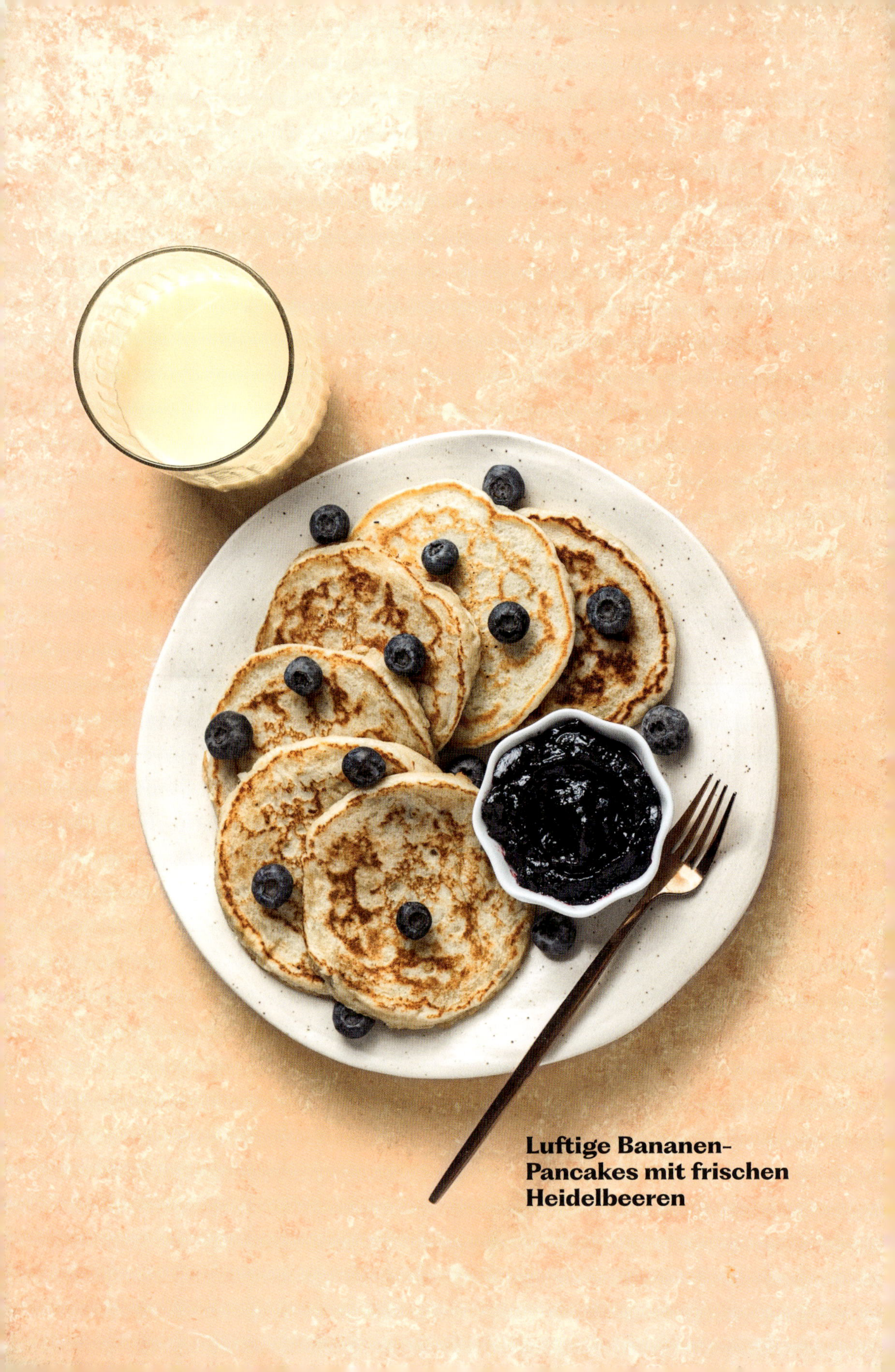

**Luftige Bananen-Pancakes mit frischen Heidelbeeren**

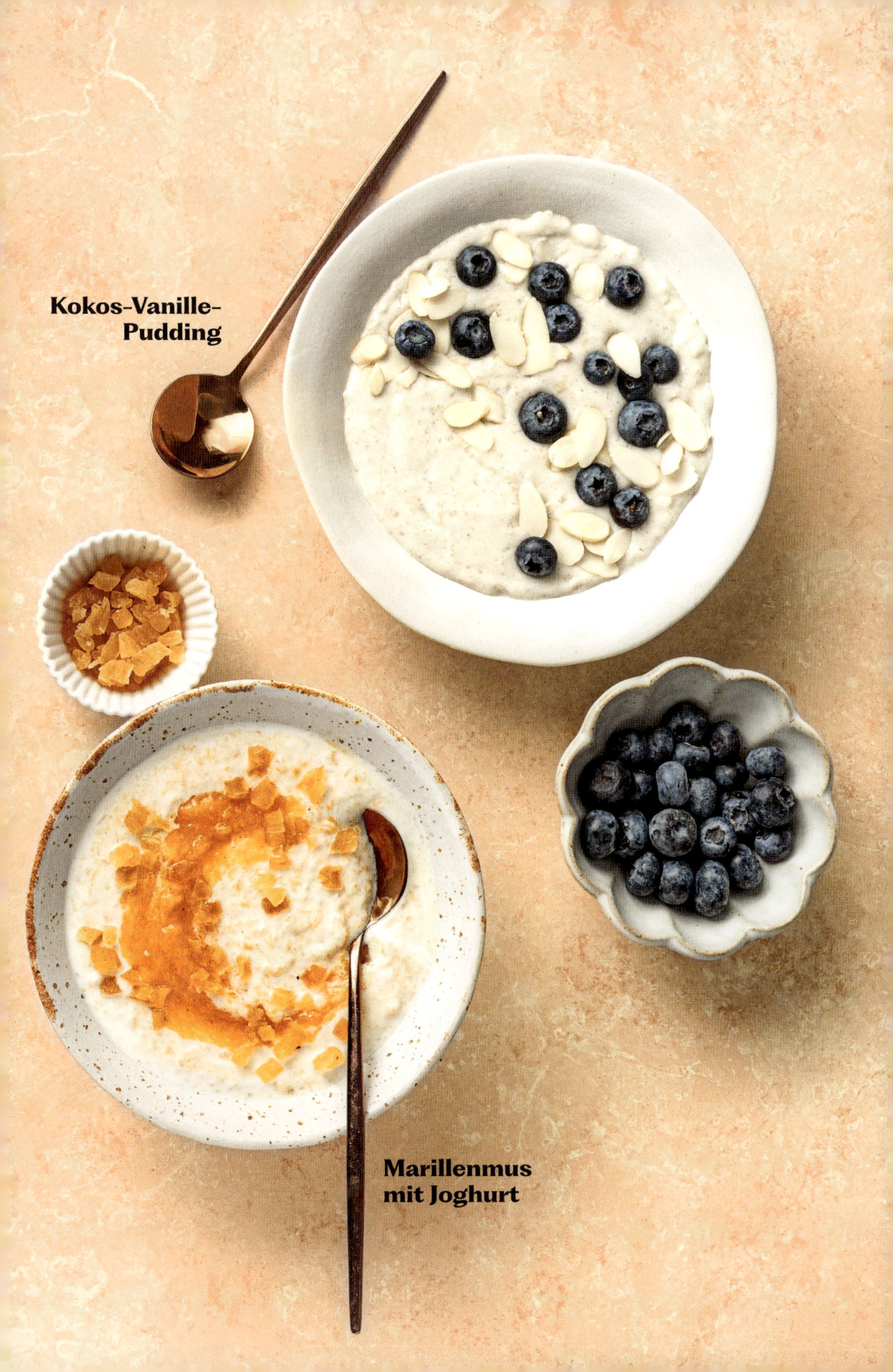
Kokos-Vanille-Pudding
Marillenmus mit Joghurt

# Luftige Bananen-Pancakes mit frischen Heidelbeeren

*2 Bananen*
*400 g Dinkelmehl*
*500 ml Haferdrink*
*4 TL Weinsteinbackpulver*
*8 EL Cashewbruch (zerkleinerte Cashewkerne)*
*1 Prise Salz*
*½ TL Bourbonvanillepulver*
*4 EL Butterschmalz oder Kokosfett zum Braten*
*4 EL Heidelbeeren (Blaubeeren) oder Heidelbeermarmelade zum Garnieren*

→ Für den Teig Bananen klein schneiden und mit Haferdrink, Backpulver, Cashewkernen, Salz und Vanillepulver in einer Schüssel mit dem Mixer 3 Minuten verrühren. Dann 10 Minuten ruhen lassen.
→ Butterschmalz in einer Pfanne schmelzen, den Teig portionsweise bei mittlerer Hitze auf jeder Seite etwa 3 Minuten herausbacken.
→ Mit frischen Heidelbeeren oder Heidelbeermarmelade anrichten.

**Variation**
*Statt der Cashewkerne geriebene Mandeln oder Mohn verwenden. Auch klein geschnittene Trockenfrüchte im Teig sorgen für einen besonderen Geschmack.*

**Therapeutische Wirkung**
*Dieses Rezept enthält ausnahmsweise Bananen, die kalt und befeuchtend wirken. Durch den Kochprozess werden sie jedoch wärmer und damit bekömmlicher. Trotzdem sollten Sie die Pancakes nur ab und zu essen – auch wegen des Mehls, das verschleimend wirken kann.*

# Kokos-Vanille-Pudding

*500 ml Kokosmilch (aus der Dose)*
*3 EL Kuzu (im Bioladen erhältlich)*
*½ TL Bourbonvanillepulver*
*250 ml Fruchtmus (z. B. Apfelmus)*
*4 EL Heidelbeeren (Blaubeeren), nach Saison und Geschmack*
*1 EL Mandelblättchen*

TIPP

***Bei zu flüssiger Konsistenz einen weiteren Teelöffel Kuzu mit kaltem Wasser anrühren und alles damit noch einmal aufkochen lassen.***

→ Kokosmilch mit Kuzu in einem Topf verrühren, mit Vanillepulver würzen und aufkochen lassen. Mit dem Schneebesen ständig rühren, damit keine Klumpen entstehen.
→ Sobald die Konsistenz puddingartig ist, von der Kochplatte nehmen, mit Fruchtmus mischen und in Schüsseln füllen.
→ Mit Heidelbeeren und Mandelblättchen anrichten.

**Variation**

*Für noch mehr Vanillegeschmack verwenden Sie Vanille-Reisdrink statt Kokosmilch. Variieren Sie den Geschmack mit Mus aus verschiedenen Obstsorten oder pürieren Sie eine frische Frucht, die Sie untermischen.*

**Therapeutische Wirkung**

*Kuzu ist Stärkemehl aus einer japanischen Pflanze und sieht aus wie weiße Kreide. Es kühlt einen heißen Magen und hilft bei Magenstechen, Gastritis und Heißhunger. Außerdem reguliert Kuzu die Darmflora.*

---

# Marillenmus mit Joghurt

*4 Trockenaprikosen plus mehr zum Garnieren*
*6 frische Marillen (Aprikosen)*
*¼ TL gemahlener Kardamom*
*100 ml Naturjoghurt*

→ Trockenaprikosen mit Wasser bedecken und 1 Stunde einweichen. Dann abtropfen lassen und gemeinsam mit den frischen Marillen pürieren. Nach Geschmack mit Kardamom oder Bourbonvanille würzen.
→ Mit etwa der gleichen Menge Naturjoghurt mischen.
→ Nach Geschmack ein paar zusätzliche Trockenaprikosen klein würfeln und den Joghurt damit garnieren.

# Kakao

*800 ml Reis- oder Haferdrink*
*4 TL Carobpulver*
*(im Bioladen erhältlich)*

TIPP

***Wegen der Natursüße des Carobpulvers müssen Sie keinen zusätzlichen Zucker verwenden.***

→ Carobpulver in den Reisdrink einrühren. Heiß oder kalt genießen.

**Therapeutische Wirkung**
*Carobpulver wird aus Teilen der Hülsenfrüchte des Johannisbrotbaums gewonnen. Es schmeckt zwar ähnlich wie Kakao, wirkt aber im Gegensatz zu Kakao nicht erhitzend, sondern neutral. Daher ist es für die hitzige Neurodermitis-Haut bekömmlicher.*

---

# Apfelpunsch

*800 ml naturtrüber Apfelsaft*
*¼ TL gemahlener Kardamom*
*¼ TL Bourbonvanillepulver*

→ Apfelsaft im Topf erwärmen und mit Kardamom und Vanillepulver würzen. Bei mittlerer Temperatur 5 Minuten sanft köcheln lassen.
→ Mit ein wenig kaltem Wasser auf Trinktemperatur mischen und servieren.

**Variation**
*Dieser Punsch schmeckt auch mit Birnen- oder Traubensaft.*

# Sommer-Smoothie

*500 g Sommerobst nach Geschmack (z. B. Beeren, Melone, Marille/Aprikose)*
*400 ml Reis- oder Haferdrink*
*4 Minzeblätter*

→ Obst mit dem Pürierstab pürieren und Reis- oder Haferdrink zugießen.
→ Smoothie in hohe Gläser füllen und mit je einem Minzeblatt dekorieren.

**Therapeutische Wirkung**
*Smoothies wirken abkühlend und sind daher vor allem für heiße Sommertage gut geeignet. Nicht trinken bei innerer Feuchtigkeit!*

---

# Gojibeeren-Limonade

*½ Zitrone (Bioqualität)*
*1 Handvoll getrocknete Gojibeeren*
*3–5 Datteln*
*1 ½ l kochendes Wasser*
*Ein paar frische Blätter Zitronenmelisse oder Minze*

→ Zitrone in Scheiben schneiden und mit Gojibeeren sowie Datteln in eine Teekanne geben. Mit kochendem Wasser übergießen.
→ Sobald das Wasser nicht mehr heiß ist, Kräuter zugeben und die Limonade abkühlen lassen.
→ Nach 2–3 Stunden die Zitronenscheiben entfernen. Vor dem Servieren alle Zutaten abseihen und den Eistee in Gläser gießen.

**Therapeutische Wirkung**
*Trinken Sie die Limonade besser nicht eisgekühlt, sondern bei Zimmertemperatur, dann ist sie bekömmlicher. Kalte Getränke im Übermaß getrunken schwächen das Verdauungsfeuer und das Qi.*

# Register

# Literatur


DIOLOSA, Claude: Kassette Nr. 10, Hautkrankheiten, Avicenna Institut 1997

ENGELHARDT, Ute/HEMPEN, Carl-Hermann: Chinesische Diätetik, München 2006

FOCKS, Claudia/HILLENBRAND, Norman (Hg.): Leitfaden Chinesische Medizin, München 2006

DER GELBE KAISER, hg. und kommentiert von Dr. Maoshing Ni, Frankfurt am Main 2008

HELMER, Robert: Leben ohne Cortisonsalbe! – TCM, die praktische Lösung für Neurodermitis bei Kindern – Teil 1, in: Zeitschrift für Traditionelle Chinesische Medizin (ZTCM), Bad Kötzting/Bayer. Wald, Ausgabe 1/2008, S. 29–34

JACOBY, Bengt: Gesünder leben mit den fünf Elementen, Freiburg im Breisgau 2000

LEGGETT, Daverick: Selbstheilung durch Ernährung, München 2004

PLOBERGER, Florian: Hautkrankheiten, in: Andreas Noll/Barbara Kirschbaum (Hg.): Stresskrankheiten, München 2006

PITCHFORD, Paul: Healing with Whole Foods, Berkeley 2002

PSCHYREMBEL – Klinisches Wörterbuch, Berlin 1998

SKRIPTUM zur Ausbildung als Ernährungsberaterin nach Traditioneller Chinesischer Medizin, Schlossberginstitut Graz/Wien/Salzburg 2006

TEMELIE, Barbara: Das Fünf Elemente Kochbuch, Oy-Mittelberg 2009

TEMELIE, Barbara: Mit der 5-Elemente-Ernährung zur Wohlfühlfigur, München 2009

VON BLARER ZALOKAR, Ulrike/FENDRICH Barbara u. a.: Praxisbuch Nahrungsmittel und Chinesische Medizin, Schiedlberg 2011

ZIEGELBAUER, Katharina: TCM Praxis. Einfache Anwendungen in der Ernährung, eBook, Wien 2016 (erhältlich auf www.ernaehrungsberatung-wien.at/e-shop)

ZIEGELBAUER, Katharina: Wie du dich besser fühlst. Mit Achtsamkeit zu mehr Zufriedenheit, Norderstedt 2021

**Liebe Leserin, lieber Leser!**
**Hat Sie dieses Buch unterstützt?**
**Haben Sie ein neues Lieblingsrezept entdeckt?**

Dann schreiben Sie uns auf Instagram oder Facebook und erzählen Sie Ihren Freundinnen und Freunden davon. Wir freuen uns, wenn Sie das Buch Ihrer Buchhändlerin empfehlen oder beim Onlinekauf eine Bewertung abgeben.

Wollen Sie noch mehr erfahren? Oder mit der Autorin in Kontakt treten? Katharina Ziegelbauer ist auf Instagram oder schreiben Sie dem Verlag unter post@styriabooks.at. Inspiration, Geschenkideen und gute Geschichten finden Sie auf www.styriabooks.at

**/ styriabuchverlage / katharina_ziegelbauer**

**#TCMgegenJuckreiz #StarkgegenJuckreiz**
**#byebyeNeurodermitis #KneippVerlagWien**

STYRIA
BUCHVERLAGE


ISBN 978-3-7088-0849-9

**Bildnachweis**
Nina Zorčič, www.ninazorcic.si: 58, 59, 64, 65, 70, 71, 77, 80, 81, 84, 85, 94, 98, 99, 104, 105, 112, 113, 118, 119
Arina Meschanova und Vjacheslav Shishlov, www.lieliski.com: 91, 108
Getty Images/iStock/Dannko: 2

Mitarbeit bei der Rezeptentwicklung:
Christina Zitterl
Lektorat: Sabine Edith Braun
Korrektorat: Dorrit Korger
Buch- und Covergestaltung: Bureau A/O,
Barbara Reiter, Anna Haerdtl, Elena Hirn
Projektleitung: Kate Reiserer

Druck und Bindung: Graspo
7 6 5 4 3 2 1
Printed in the EU

**WICHTIGER HINWEIS**
Dieses Buch kann nicht die ärztliche Betreuung ersetzen. Dies gilt besonders, wenn Sie Vorerkrankungen haben und Medikamente einnehmen. Suchen Sie bei unklaren, starken oder anhaltenden Beschwerden unbedingt eine Ärztin/einen Arzt auf. Nehmen Sie außerdem bei allen Tipps Rücksicht auf Ihre persönliche Verdauungskraft und essen Sie nichts, was bei Ihnen Blähungen, Übelkeit, Magenschmerzen oder ähnliche Beschwerden auslöst.

Alle Inhalte und Hinweise in diesem Buch wurden von der Autorin nach bestem Wissen und größtmöglicher Sorgfalt erstellt und geprüft. Eine Garantie für die Richtigkeit der Angaben und Rezepte kann nicht gegeben werden. Eine Haftung der Autorin bzw. des Verlags und seiner Beauftragten für Personen-, Sach- und Vermögensschäden sowie Unfälle ist ausgeschlossen.